认知障碍的早期诊断与综合治疗

俞春江　王　莉　主编

中国纺织出版社有限公司

图书在版编目(CIP)数据

认知障碍的早期诊断与综合治疗 / 俞春江,王莉主编. -- 北京 : 中国纺织出版社有限公司,2021.11

ISBN 978-7-5180-8915-4

Ⅰ.①认… Ⅱ.①俞… ②王… Ⅲ.①认知障碍—诊疗 Ⅳ.①R749.1

中国版本图书馆 CIP 数据核字(2021)第 195963 号

责任编辑:樊雅莉   责任校对:高 涵   责任印制:王艳丽

中国纺织出版社有限公司出版发行

地址:北京市朝阳区百子湾东里 A407 号楼   邮政编码:100124

销售电话:010—67004422   传真:010—87155801

http://www.c-textilep.com

中国纺织出版社天猫旗舰店

官方微博 http://weibo.com/2119887771

三河市宏盛印务有限公司印刷   各地新华书店经销

2021 年 11 月第 1 版第 1 次印刷

开本:787×1092   1/16   印张:10.75

字数:229 千字   定价:78.00 元

编 委 会

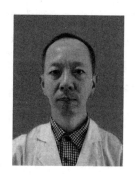

俞春江，男，哈尔滨医科大学附属第二医院神经内科副主任医师，副教授，硕士研究生导师，住院医生规范化培训指导教师。神经病学博士，药理学博士后。专业特长及研究领域：认知障碍疾病发病机制和治疗策略，AD、MND 遗传学分析。运动神经元病基因多态性分析，建立运动神经元病患者档案库，并开展收集运动神经元病患者基因组 DNA 及 SNP 分析与临床随访工作。现任黑龙江省脑血管病学会大血管病专业委员会副主任委员，黑龙江省神经免疫及重症疾病学会常委，黑龙江省眩晕疾病学会常委。参与黑龙江省自然基金、黑龙江省卫生厅课题数项，主持省博士后、院博士后课题数项。目前发表 SCI 论文 7 篇，最高影响因子5.46，发表国内核心期刊论文多篇。

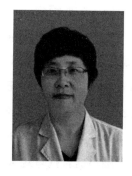

王莉，女，哈尔滨医科大学附属第二医院老年病科副主任医师，副教授，硕士研究生导师，住院医生规范化培训指导教师。老年医学博士，药理学博士后。在老年病科工作已经 15 年，擅长老年常见病及多发病的诊治，在老年危重症及疑难疾病诊治方面积累了丰富临床经验，在老年认知障碍、老年心脑血管疾病及老年骨质疏松方面颇有研究。目前担任黑龙江省医学促进会老年病分会常委、黑龙江省医师学会老年病分会委员、黑龙江省医学促进会骨质疏松分会委员和黑龙江省康复医学会老年保健专委会常委等。参与黑龙江省青年科学基金，黑龙江省卫生厅和教育厅课题各 1 项，并已经顺利结题，主持黑龙江省博士后科研启动基金 1 项。以第一作者或通讯作者身份发表 SCI 论文 5 篇，发表国内核心期刊论文3 篇。

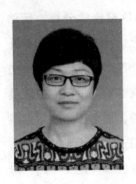

程露杨，副主任医师，副教授，医学博士，博士后。现于哈尔滨医科大学附属第二医院老年病科工作。现任黑龙江省老年医学研究会医学科普专业委员会副主任委员，黑龙江省生活习惯病学会委员，黑龙江省医疗保健国际交流促进会委员，黑龙江省医学促进会老年医学分会委员。从事临床研究工作 15 年，主要研究方向为老年医学及老年心脑血管疾病。主持黑龙江省卫生厅及省教育厅面上项目各 1 项。参与黑龙江省应用技术研究与开发计划重大项目 1 项。获黑龙江省卫生厅医疗新技术二等奖 1 项。发表论文 10 余篇，其中 SCI 收录论文 1 篇。

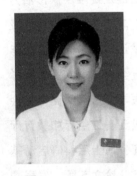

刘伟，女，北京市海淀医院（北京大学第三医院海淀院区），主任医师，神经病学硕士。专业特长及研究领域：脑血管病、认知障碍疾病及睡眠障碍疾病的诊治。作为项目组核心成员和分中心联系人，参与"十二五"国家科技支撑计划、中华医学会临床医学科研专项资金以及首都医学发展科研基金课题等项目。担任中国研究型医院学会脑血管病专业委员会委员、中国老年学和老年医学学会睡眠科学分会常务委员及北京医学会临床流行病学和循证医学分会委员、北京医学会神经病学分会脑小血管病学组委员等。以第一发明人获得国家实用新型技术专利 1 项，发表 SCI 论文 3 篇，核心期刊论文 20 余篇，副主编著作 1 部，参编、参译著作 10 余部。

前　言

　　笔者常年从事认知障碍疾病领域工作,深感国内该领域与国外先进水平尚有不小差距。由于国情及历史问题,我国该方面底子薄、起步晚,尤其基层或非专科医务工作者对该病从观念到实践均显薄弱,更遑论广大患者及家属群体,其相关知识更显贫乏。由于该病已成为沉重的社会负担,对于该领域的观念更新及科普宣传则更显重要,而遍览国内著述,缺少一部指导临床工作者的专业学术论著,这是本书的创作原由。本书对认知障碍的相关理论进行系统归纳,并对认知障碍的评估与干预进行详细的阐述,力图在社会医学与公共卫生事业管理的领域,借鉴国内外的研究成果,通过对患有认知障碍的一些老人评估筛查和进行早期干预,来预防和延缓老年认知障碍的发生、发展,从而提高患者的生活质量,实现健康的目标。

　　本书具体包括以下内容:概述、神经认知障碍、认知障碍与精神科疾病、认知障碍的康复,全书结合普通民众知识基础,提供通俗易懂的生活指导及建议,希望付梓后能成为我国在该领域的一次有益探索,并抛砖引玉,推出更多、更好、更有见地的作品与同道共享,于己自勉。

　　本书在编写过程中得到多位同仁的支持和关怀,他们在繁忙的临床、教学和科研工作之余参与撰写,在此表示衷心的感谢。

　　由于时间仓促,专业水平有限,书中难免存在不妥乃至谬误之处,敬请读者批评指正。

编者

2021 年 7 月

目　　录

第一章 概 述

第一节 认知神经科学的基本理论

认知神经科学之所以能够成为一个独立的科学分支,使科学家们能够着手探索人类大脑认知活动的内部机制,源于两大基本理论——功能定位理论和神经元理论的提出和发展。

一、功能定位理论

心理功能的物理源头的定位是认知神经科学的一个核心问题。Broca 医师发现运动性失语,是由于左额下回后 1/3 脑结构的受损所导致,因此,脑的功能定位理论指导了当时对脑高级功能的研究,以至于在之后的近百年,科学家们试图通过解剖学和生理学方法,在脑内为每一种大脑高级功能找到一个相应的中枢,或一种结构有别于其他的特异细胞。但是到 20 世纪 80 年代前后,在进一步的研究中,否定了祖母细胞是识别熟悉面孔的特异细胞,功能定位理论似乎走到尴尬的境地。20 世纪,人们又运用"缺损法"和"刺激法"来论证功能定位理论,进一步揭示了心理活动的脑解剖学和生理学基础。如今,由于有了无创性脑成像技术,古老的功能定位理论焕发出新的生机。用细胞电生理方法和脑成像相结合的途径,采用脑激活区作为功能定位的客观指标,确定了额叶、顶叶、颞叶皮层中有一种镜像神经元,是人类社会交往的脑科学基础。大脑的神经元网络,一般被认为是储存特定记忆的所在;而镜像神经元组则储存了特定行为模式的编码。这种特性不单让我们可以"想都不用想"就能执行基本的动作,同时也让我们在看到别人进行某种动作时,自身也能做出相同的动作。传统探究现象学的哲学家早就提出:对于某些事,人必须要亲身体验,才可能真正了解。对神经科学家而言,镜像神经元系统的发现,为该想法提供了物质基础,也改变了我们对人类理解方式的认知。因此,认知神经科学的发展走了一条否定之否定的螺旋式发展道路。神经心理学和功能定位理论在世界上受到了普遍的重视,各种成果相继问世,从而为当代认知神经科学的研究奠定了良好的基础。

二、神经元理论

神经元理论认为,神经元是特化的细胞类型,是神经系统功能的基本单元。这是现代认知神经科学的主要基础之一。该理论正式为人们所接受,应归功于 Camillo Golgi。1873 年,他发明了用硝酸银浸染法有选择地标记单个神经元,使不同类型的神经元能够彼此区别开来。1887 年,西班牙的 Santiago Ramony Cajal 借鉴这一方法,初步证实了纤维末梢与其他神经细胞之间存在着非偶然联系方式。1921 年,奥托·洛伊进一步证实了突触之间信息传达的化学方式。随后几十年对突触以化学方式传达信息的功能研究取得了重大突破,包括通过受体激活发现了先前假想存在的神经元传送体及其活动功能、通过释放神经元传送体而对分子活动的揭示,这些为解释神经元计算和存储外界信息的方式提供了很好的基础。随着神经元标识技术的出现,细胞结构学和神经束勾绘技术的发展成为可能。前者通过大脑外皮层毗邻区域的细胞形态来识别功能特性的替补方式,其发展进一步加强了功能定位主义的观点;后者则通过特化组织浸染技术揭示了不同大脑区域之间及大脑区域内部的联系方式。此外,神经元理论还为理解神经细胞通过其电学属性而描绘的信息提供了帮助。神经组织的电学属性早在 19 世纪初就被发现,直到 19 世纪末,杜波伊斯·雷蒙德等证实了神经组织(神经传导)中电学潜能的扩散功能、神经膜在维持并传导电荷(负电波)过程中所发挥的作用及传导速率。20 世纪 20 年代,洛德·亚德里安运用新型阴极射线管和增强技术,发展了记录单个神经元“活动”潜能的手段,发现通过活动潜能所进行的神经传导的“全或无的属性”,证实了活动潜能的频率就是神经元所传导信息的通过时间。1947 年,芬兰生理学家格拉尼特直接将电极置于皮肤表面来记录神经元活动,从而最终导致研究大脑活动的非损伤方法的建立。随着单个神经细胞记录和大范围电生理学技术的掌握,20 世纪中叶,对哺乳动物的单个神经元的研究使“中心-外围感觉领域”概念得到进一步发展。

除了上述功能定位理论和神经元理论的提出和发展以外,以下不同领域的理论也为认知神经科学的发展做出了贡献。

三、物理符号论、信息加工学说和特征检测理论

物理符号论是人工智能研究中形成的认知科学理论,信息加工学说是认知心理学中的基本理论,特征检测理论是神经生理学发展中出现的理论学说,三个领域的理论一脉相承。20 世纪 50 年代计算机科学和人工智能诞生不久,就试图把人类的智能用物理符号加以表达,再转化为机器语言的编程,以便在机器运行这些程序中实现人工智能。心理学家以产生式原理,用“如果……那么……”的符号形式,表达了人类解决问题的思维过程;而逻辑学家用数理逻辑符号表达了人类的认知过程,两者分别形成了人工智能的心理学派和逻辑学派;认知心理学家们则吸收物理符号论的原理,把人类认知活动视为信息加工过程。20 世纪上半叶,在心理学中占主导地位的理论是行为主义,当时实验心理学主要是研究简单的感觉、运动和记忆等心理过程。20 世纪 50 年代末,计算机科学和信息科学迅速发展,在 50 年代末形成了利用信息加工的概念,形成认知主义的理论思潮。随后,传统实验心理学也采用信息加工的理论观点,研究感觉、运动、记忆、知觉等心理过程。高层次心理过程的研究,如概念形成、问题解决、语言运用等,也在信息加工理论下迅速开展起来。到 20 世纪 80 年代,完整的认知心理学体系已经建成。认知心理学与认知科学在理论和方法学上有许多共同之处,其差别仅在于认知心理学以人类认知过程为研究对象,而认知科学面对各种智能系统(人、动物和机器等智能系统)。经过 40 多年的研究,认知心理学发现人类认知活动所加工的信息相当复杂,有许多特性,如可描述性、层次性、方向性、阶段性和实体包容性,并不能简单地使用信息“熵”进行计算。认知心理学在认知过程研究中,经常使用信息加工的名词,形成了两类加工过程的基

本概念,即自动加工过程和控制加工过程。

四、联结理论、并行分布处理和群编码理论

联结理论认为,认知活动本质在于神经元间联结强度不断发生的动态变换,它对信息进行并行分布式处理,这种联结与处理是连续变化的模拟计算,不同于人工智能中离散物理符号的计算,因而又称亚符号微推理过程。这种连续模拟计算的基础就形成了一定数量神经元的并行分布式群编码。由此可见,认知心理学从人工神经元间群编码的理论中吸收其信息加工的并行分布式处理的概念,神经生理学则吸收了神经元群编码的理论概念,遂使三个领域一脉相承,在神经元活动的时空构型中找出认知活动的神经基础。

五、模块论或多功能系统论

受到计算机编程和硬件模块的启发,模块论认为人脑在结构与功能上都是由高度专门化并相对独立的模块组成,这些模块复杂而巧妙地结合是实现复杂精细认知功能的基础。20 世纪 80～90 年代,模块论已发展为多功能系统论,为记忆的发展做出了贡献。

六、基于环境的生态现实理论

基于环境的生态现实理论认为,认知决定于环境,并发生在个体与环境交互作用之中。美国心理学家 Gibson 认为生物演化中外界环境为生物机体提供了足够的信息,使之直接产生知觉。脑功能区、模块的分化、细胞发育和生物化学与生物物理机制的发展,均与生态环境的变迁有关。

(俞春江,王莉,程露杨)

第二节　常见疾病认知障碍的病理生理机制

一、脑功能调剂分子异常

（一）神经递质及其受体异常

1. 多巴胺

多巴胺是边缘系统和海马中最为重要的神经递质,具有调节大脑皮层兴奋性的作用。其递质传递系统主要包括有黑质-纹状体、中脑边缘系统和结节-漏斗部三个部分,其中所包含的多巴胺神经元的神经纤维分别投射至纹状体、边缘前脑及正中隆起,并构成多巴胺的神经传递通路。其中,中脑皮层中的多巴胺通路对于选择性注意及工作记忆等复杂的认知过程而言是极为重要的,而中脑边缘的多巴胺通路则对药物诱导的反馈作用及成瘾记忆具有重要影响。在人脑内,多巴胺主要由黑质分泌。研究发现,伴有记忆障碍的阿尔茨海默病(Alzheimer's disease,AD)患者,其大脑扣带回、纹状体、杏仁核和中缝核里的多巴胺、多巴胺的前体

物质 L-3,4-二羟基苯丙氨酸(L-DOPA)及多巴胺的代谢产物(DOPAC)的浓度会出现下降,同时将合并多种异常的多巴胺信号,并且该现象会随着年龄的增加而不断增加。此外,研究发现 AD 患者常会合并如焦虑、抑郁、妄想、幻觉和行为紊乱等一些神经精神类的症状,这些精神症状会持续影响 AD 患者的认知功能,而精神类药物的应用则会进一步影响患者的认知障碍。有研究发现,该类患者认知功能下降常与多巴胺能神经元的萎缩有关,其原因可能是与其扣带回区域、眶额部区域的血管损伤及脑血流速度的减慢有关,而前额叶皮层和中脑边缘通路的多巴胺神经通路受损也可能是认知功能下降的重要因素。通过动物和人体的实验研究发现,多巴胺信号与认知功能的关系呈一条倒"U"形的曲线,即过强或过弱的多巴胺信号均损害认知活动,只有中等强度的多巴胺信号才能获得最佳认知功能。有学者指出多巴胺可以通过与 Aβ 蛋白(β-淀粉样蛋白)的相互作用,影响 AD 患者的认知功能,而 Aβ 蛋白则可以通过减少大脑皮质和海马内多巴胺的浓度及增加单胺类氧化酶-β 的活性来损害患者的记忆及执行功能。Aβ 蛋白的浓度会随睡眠周期的改变而发生变化,呈现一种在工作时升高而在休息过程中下降的变化规律,而我们已经知晓,多巴胺具有调节睡眠转换机制的作用。多巴胺有可能是通过影响患者的睡眠周期来干扰 Aβ 蛋白的代谢,进而促进 AD 的发病,多巴胺也有可能通过与乙酰胆碱、儿茶酚胺氧位甲基转移酶(COMT)、去甲肾上腺素等的相互作用来影响 AD 患者的认知功能,但具体机制尚不明确。

2. 乙酰胆碱

调控神经细胞合成及释放乙酰胆碱的受体主要包括 2 种:M 受体(M-AChR,毒蕈碱受体)和 N 受体(N-AChR,烟碱受体)。M 受体是 G-蛋白偶联受体,N 受体是配体门控离子通道受体。烟碱型乙酰胆碱受体(nAChRs)是化学(配体)门控的阳离子通道蛋白,分为神经型 nAChRs 和肌肉型 nAChRs,前者位于中枢和周围神经系统中,功能十分复杂,在认知功能活动中发挥重要作用;后者位于神经肌肉接头处,主要介导神经与肌肉间的递质交换。已有的研究表明,脑中 nAChRs 参与许多复杂的功能,如学习、注意、觉醒等,并参与多种脑功能,与多种神经退行性疾病[AD、帕金森病(Parkinson's disease,PD)和精神分裂症]密切相关。Meynert 基底核发出的胆碱能纤维投射至大脑的额叶、顶叶、颞叶和视皮质区域,而此通路与学习记忆功能密切相关,在 AD 患者早期便出现 Meynert 基底核区胆碱能神经元减少的现象,导致皮质胆碱能转移酶的活性降低、乙酰胆碱含量减少,这可能是 AD 患者记忆衰退的机制之一。有研究对临床诊断为 PD 的患者和 10 名年龄相匹配的健康志愿者的脑干与额叶皮层中烟碱受体的含量进行比较,同样发现 PD 患者额叶皮质胆碱受体的数量显著减少。大量流行病学及基础实验研究发现烟碱可作为一种抵抗 PD 形成及发展的药物,因为烟碱作用于nAChRs,在 PD 早期注射烟碱或 nAChRs 激动剂对于减慢或阻止疾病进展有效。

神经病理学研究结果表明,长期用药的精神病患者大脑皮质中 M 受体的含量和密度均有下降。在未给药的精神病患者皮质中 M 受体区域选择性降低,而在给予抗精神病药物的大鼠的一些脑区(海马、黑质-纹状体、伏隔核)M 受体的 mRNA 升高,这表明胆碱能系统直接参与了精神分裂的病理过程。而新的研究表明,乙酰胆碱受体在精神分裂症患者的关键脑区调节多巴胺的水平,表明胆碱能系统和多巴胺系统有着复杂的相互作用关系。

3. 谷氨酸(Glu)

谷氨酸是脊椎动物中枢神经中主要的兴奋性神经递质,中枢神经系统内存在两类谷氨酸受体(GluR),即代谢型 GluR(mGluR)和离子型 GluR(iGluR),后者根据外源性激动剂的不同又分为 NMDAR 与非 NMDAR,这两种受体与 Glu 结合而发挥生理效应。由于它不能透过血脑屏障,故脑内的 Glu 分别由谷氨酰胺在谷氨酰胺酶的作用下水解或 α-酮戊二酸在其转移酶的作用下生成。谷氨酸依赖 NMDAR 和非 NMDAR 起作用。前者属于门控离子通道受体,后者则属于 Na^+-K^+ 通透性离子通道受体。纹状体的谷氨酸神经纤维可以抑制丘脑向大脑皮质发出感觉冲动,当谷氨酸能神经低下时,这种冲动发出则增多,大脑皮质单胺活性增强,引起相应的认知功能异常。由于谷氨酸是脑内最重要的兴奋性神经递质,因此当谷氨酸含量异常增高时,可引起“兴奋性毒性”损伤。

有研究发现,由于糖尿病长期代谢异常,从而导致微血管发生病变及能量代谢异常而引起突触前神经元释放的 Glu 增加,由此过度激活离子型 GluR 的 NMDAR。NMDAR 作为离子型 GluR 的一种,在中枢神经系统中广泛参与学习记忆、突触可塑性、神经发育、缺血性脑损伤、神经退行性病变、癫痫等许多重要的生理病理过程。

4. 去甲肾上腺素(NE)

NE 是一种神经递质,同时也是一种激素,主要由交感节后神经元与脑内的肾上腺素能神经末梢合成、分泌,是最早发现的单胺类神经递质。NE 几乎参与所有脑功能的调节,如注意力调节、意识、睡眠-觉醒周期、学习和记忆、警觉、焦虑和疼痛、情绪、神经内分泌等。例如,精神分裂症患者出现认知障碍的可能原因是学习记忆的重要物质基础——海马神经元与突触连接强度功能状态的维持,大鼠海马内 ACh 与 NE 动态平衡状态被打破,认知功能就会受影响。NE 纤维投射到前额叶皮质(PFC),Michael 等的研究显示蓝斑-交感-肾上腺髓质系统(LC-NE)可直接影响 PFC 的功能,影响认知的控制能力,其机制主要与受到新刺激后所引发的各种认知任务有关,包括注意力、学习及警觉性。在应激状态下,NE 会大量释放,占优势的是 $α_1$ 受体功能,对 PD 伴认知障碍的患者会损害记忆功能,包括 ACh 减少、DA 神经通路损伤、谷氨酸活性增加及 5-羟色胺、去甲肾上腺素、腺苷等的异常。总之,认知障碍的形成不是单个神经递质功能异常的结果,它通常涉及多个神经递质环路,由多种神经递质异常引起。

早期 PD 患者纹状体多巴胺转运体的减少与纹状体 5-羟色胺转运体的水平升高有相关性,提示潜在的初始代偿机制。然而,随着疾病的进展,一些 5-羟色胺结构退化,最显著的是在中缝核中的 B5/8 结构。这种变性是否与认知障碍的发病或表达有关还不是很清楚,然而,在 PD 患者中皮质 5-羟色胺的调整和 5-羟色胺 2A 受体增加,提示降低 5-羟色胺的神经支配与 B5/8 羟色胺神经元晚期损失一致。

(二)神经肽异常

神经肽 Y(NPY)是体内信息传递的一类生物活性多肽,主要分布于神经组织。神经肽常与神经递质共存于同一神经元,二者相互协调、彼此拮抗,从而保证信息处理的高效率和精确性。每个神经肽的体内分布具有各自的特征。在细胞内,神经肽可单独存储于囊泡内,也可与经典神经递质共存于同一囊泡内。AD患者临床上都伴有学习记忆能力下降的症状。而病理检查发现患者海马、皮质、杏仁核中NPY免疫反应阳性神经元明显减少,同时伴有NPY结合水平显著下降。提示NPY在学习记忆中可能起到重要作用。还有研究发现,脑内神经肽水平变化及其利用率的高低是影响智能水平高低的重要因素之一。

目前普遍认为,精氨酸升压素(AVP)可易化记忆巩固和再现过程,而与其结构相似的神经垂体激素缩宫素则对记忆巩固与再现过程存在减退效应。生长抑素(SS)和精氨酸升压素是具有生物活性的多肽,与学习、记忆密切相关。有研究结果表明,痴呆患者脑脊液中SS含量与血管性痴呆(vascular dementia,VD)严重程度呈明显的负相关,因而有研究者提出SS能通过对多种神经递质的调节及相互作用参与痴呆的发病和记忆损害过程。资料表明,在多发性脑梗死痴呆、AD和PD等疾病中,脑脊液和血浆中SS含量明显降低,且痴呆程度越重,血浆中SS含量越低。AVP可抑制突触前膜摄取氨基丁酸从而增强其效应,促进谷氨酸摄取而利于谷氨酸依赖的长时程增强产生,具有明显减少记忆遗忘的作用。有报道证实PD患者脑苍白球和黑质中P物质水平下降30%~40%,在黑质中胆囊收缩素(CKK)下降30%,在丘脑下部和海马区神经降压肽(NT)含量也下降。血管升压素、血管活性肠肽(VIP)及其受体含量减少与记忆力减退相关,脑外伤、慢性酒精中毒及AD患者服用血管升压素后,记忆力减退均得到改善。

(三)神经营养缺乏

神经营养因子(NTF)是机体神经细胞或神经胶质细胞分泌的一种通过信号转导级联反应影响神经组织发育、分化和存活的蛋白质,包括神经生长因子(NGF)、睫状神经营养因子(CNTF)、脑源性神经营养因子(BDNF)、胶质细胞源性神经营养因子(GDNF)等。NTF不仅在胚胎发育时发挥重要作用,还在成年神经系统中具有抑制神经元凋亡、调节神经递质传递和突触可塑性等多方面的功能。NTF能促进神经元的发育、存活、突触生长及调节神经再生,还具有快速调节离子通道活性的作用。BDNF广泛分布于中枢和周围神经系统,尤其在海马大脑皮质中含量最高,研究表明,BDNF可以影响神经元的分化、突触连接和修复过程,还可以调节活动依赖性、突触可塑性、增强海马区的长时程增强效应(LTP),因而与学习记忆等认知过程密切相关。在诸如水迷宫、被动回避等认知功能测试中都显示,BDNF抑制可以导致LTP减少和记忆功能受损,研究结果表明BDNF可能参与脑梗死进展为认知障碍的病理生理过程,在多种慢性神经退变性疾病中存在神经营养因子含量明显减少的情况。已经证实BDNF在AD发生、发展过程中发挥重要的作用,AD患者海马、内嗅皮质及颞叶区域BDNF蛋白水平降低;PD患者黑质-纹状体通路中NGF、BDNF、GDNF的含量下降;VD患者外周血中BDNF水平明显低于正常人群。

二、遗传性因素

(一)基因异常

目前已发现多种基因异常参与神经细胞的退行性变性。AD 患者的主要病理学特征是在脑中形成神经元纤维缠结(NFT)、大量的老年斑(SP)及弥漫性脑萎缩。NFT 的主要成分是异常过度磷酸化的微管相关蛋白 Tau,而老年斑的主要成分是 β-淀粉样多肽(Aβ)。根据遗传特点,临床上可把 AD 分为家族性和散发性,家族性 AD 为单基因遗传病,其发病与淀粉样前体蛋白(APP)基因和早老蛋白-1(Ps-1)基因突变相关。同时 PD 患者认知障碍也与基因有关系,研究发现,A-synuclein 突变体引起神经元退行性变性的主要原因与该蛋白质在脑内含量的异常增高和寡聚体的形成有关。α-synuclein 基因第 209 位的核苷酸发生了 G-A 错义突变,使其蛋白质第 53 位的丙氨酸变成了苏氨酸,变异的蛋白质是 PD 患者神经细胞的细胞质中特征性嗜酸性包涵体,即路易小体的重要成分。

如表 1-1 所示,PD 也可以分为家族性和散发性,一些遗传变化,如 SNCA 的增加,显然与大量增加了认知障碍的风险相关,而其他如 parkin 突变相关的常染色体隐性与遗传性 PD 和散发性 PD 的风险降低相关。

表 1-1 基因与认知功能的关系

	遗传性 PD	散发性 PD
SNCA	增加	—
LRRK2	下降	—
parkin	下降	—
GBA	—	增加
MAPT H1 haplotype	—	增加
COMT MET/Met	—	混合性发现
ApoE4	—	增加

注 SNCA＝α-突触核蛋白基因,LRRK2＝富含亮氨酸重复片段的激酶 2 基因,GBA＝葡萄糖脑苷脂酶基因,MAPT＝微管相关蛋白 Tau 基因,COMT＝儿茶酚胺氧位甲基转移酶,ApoE4＝载脂蛋白 E4 基因。

ApoE、ApoA-I 也可能在血管中对大脑健康起着重要的作用,如 ApoA-I/ApoA-E 基因敲除小鼠淀粉样前体蛋白(APP)的交叉研究表明,在双 ΔE9 转基因 AD 小鼠模型中,ApoA-I 和高密度脂蛋白(HDL)在大血管周围具有保护内皮的功能,高密度脂蛋白也能促进健康受试者的内皮修复,影响先天免疫系统的活性;还具有抗炎和抗氧化的功能。

(二)表观遗传学异常

表观遗传修饰参与人脑的记忆和学习过程,并可以调控突触可塑性。在 AD 的研究中曾将记忆和学习能力的丧失简单地归结为脑内神经元的丢失,但临床发现,认知障碍的患者有时却能表现出明显的临时性清晰记忆,即所谓的"波动性记忆",有些记忆丧失的患者经过训练以后记忆可以恢复。这些现象均提示 DNA 甲基化、组蛋白修饰、RNA 干扰等表现遗传修饰参与学习和记忆过程,并且相互影响和产生共向作用。

三、慢性脑缺血性损伤

脑的正常生理活动需要充分的能量支持,只有小部分能量来自储存的 ATP,几乎全部能量都靠葡萄糖的有氧代谢产生。脑内能量储备量很少,一旦停止供应,所储备的 ATP 和糖原在 10 分钟内即完全耗竭,使脑功能丧失。脑血流中断 5～10 秒就会发生晕厥,继而发生抽搐。近年来的研究发现,脑缺血持续 15～30 分钟,当重建循环后,ATP 浓度仍可恢复到正常或接近正常水平,甚至循环停止 60 分钟,能量代谢和酶功能仍可恢复,并出现诱发电位。这些结果提示,心脏停搏后(缺血期)的能量代谢障碍易于纠正,但是重建循环后发生的病理生理变化将给予脑组织第二次打击,即再灌注损害,这可能是脑细胞死亡的主要原因。不同区域的脑缺血是引起不同类型认知障碍的常见原因。空间认知缺陷包括空间学习记忆能力损害,是缺血性脑卒中发生后的一种常见病症。空间学习记忆主要依赖于海马,因此,海马齿状回的神经元再生对学习记忆至关重要。脑卒中后伴有认知障碍的患者约占其发病人数的43.5%,其中出现记忆障碍者约占 50%。

不管是在 AD 小鼠还是 AD 患者中均可发现脑血流量的减少比 Aβ 沉积先出现,并且直接导致认知障碍,一些研究表明在血管变化中清除 Aβ,反而会加速 AD 的进展。

(一)离子通道与缺血性神经元死亡

脑缺血引起脑能量供给障碍,且很快引起神经细胞膜电位及膜内外离子浓度的变化。在神经细胞缺氧的最初几分钟内,细胞膜内外除 K^+ 的浓度变化较为明显以外,大多数离子的浓度变化缓慢,导致细胞膜去极化,引起低氧性去极化反应。在缺氧发生后,细胞外 K^+ 浓度迅速升高并且细胞内 Na^+、Cl^- 和 Ca^{2+} 的浓度明显增加。

缺氧时细胞膜内外离子分布的变化与神经元死亡有着密切的关系。

(1)细胞内 K^+ 丢失和外流是细胞凋亡或坏死发生的关键环节。阻断 K^+ 通道后,神经细胞的凋亡减少。

(2)神经元缺血、缺氧诱导细胞外 Ca^{2+} 内流和细胞内的 Ca^{2+} 外流。导致细胞内游离 Ca^{2+} 的浓度增高,细胞内 Ca^{2+} 超载是造成神经细胞死亡的主要原因之一。

(3)Na^+ 通道是电压依赖性的,可分为瞬态 Na^+ 电流和持续 Na^+ 电流两种,在缺氧情况下,瞬态 Na^+ 电流明显降低而持续 Na^+ 电流增加,前者对细胞可能具有保护作用,而后者将导致 Na^+ 内流增多,膜电位出现去极化,加剧细胞损伤。

(4)在缺血的早期,大量的 Cl^- 内流引发细胞水肿,由于同时激活 GABA 受体,其介导的 Cl^- 通道对缺血损伤有保护作用。

(二)神经递质的毒性作用

兴奋性神经递质(如谷氨酸、天冬氨酸)在缺血性脑损伤及多种神经系统疾病导致的脑损伤中发挥重要作用。研究结果表明,谷氨酸引起神经元死亡的作用是通过兴奋突触后膜上的离子型谷氨酸受体来实现的,称为"兴奋性神经毒性"。兴奋性神经毒理论的主要内容包括以下几点。

(1)脑缺血会引起谷氨酸在突触间隙的堆积,从而使突触后膜上谷氨酸受体过度兴奋,导致神经元死亡。谷氨酸的 NMDA 受体参与认知、学习和记忆功能。

(2)谷氨酸释放激活 NMDA 受体后,打开配体门控离子通道,使细胞外 Ca^{2+} 内流,Ca^{2+} 的内流参与 NMDA 受体兴奋性的传递作用。同时也是造成谷氨酸细胞毒性作用的机制之一。

(3)谷氨酸转运体参与缺血性神经元损伤病理反应,在脑缺血后,会使缺血边缘脑区的神经胶质细胞和神经元上谷氨酸转运体的表达均增加,若采用药物抑制谷氨酸转运体的活性,或者用反义寡核苷酸阻断谷氨酸转运体的蛋白合成,会明显加剧脑缺血后引发的神经元死亡。

(4)谷氨酸兴奋性神经毒性的分子机制表现为谷氨酸与 NMDA 受体结合后,打开 Ca^{2+} 通道,细胞外 Ca^{2+} 进入细胞内可直接产生超氧阴离子,Ca^{2+} 与钙调蛋白(CAM)结合。激活神经元型一氧化氮合酶(nNOS),同时激活钙调磷酸酶导致 NOS 的 Ser741 及 Ser847 位点去磷酸化,进一步激活 NOS 从而产生 NO,O^{2-} 与 NO 结合形成 $ONOO^-$。后者造成 DNA 损伤和抑制线粒体的呼吸链功能,导致 ATP 生成障碍。

在许多神经系统退行性疾病(如亨廷顿舞蹈症、帕金森病、肌萎缩侧索硬化症、阿尔茨海默病等)的发病机制中,兴奋性神经毒性可能造成神经元死亡,兴奋性神经毒性还参与艾滋病并发痴呆症的发病:过多 Ca^{2+} 经 NMDA 受体通道进入神经元内,在人类免疫缺陷病毒(HIV)糖蛋白或者受 HIV 感染的吞噬细胞产物的协同作用下,导致神经元大量死亡。

(三)氧化损伤

大脑在氧化代谢过程中会产生各种活性氧类(ROS)。ROS 攻占细胞的蛋白质、脂质及核苷酸等成分,造成氧化性应激损伤。在正常脑代谢的过程中,脑细胞仍然发生数万次的氧化损伤,但由于脑内具有完善的抗氧化系统,脑细胞的氧化损伤很快被修复。在脑缺氧或脑卒中后,受损伤的脑细胞内氧化应激反应剧增,造成氧化损伤和抗氧化修复之间失去平衡,神经细胞内氧化损伤产物大量堆积,从而改变细胞的结构和功能,严重时导致细胞死亡。自由基在脑缺血的病理生理过程中起重要作用。脑缺血后自由基的产生增多,特别是脑缺血再灌注后,自由基的产生更加明显,以 OH^-、O^- 和 H_2O_2 产生为主。它们打破了动态平衡,引起脂质、蛋白质和核酸的过氧化,使膜结构遭到破坏,蛋白降解,核酸主链断裂,透明质酸解聚,细胞崩解,线粒体变性,细胞发生不可逆的变化,最终死亡。

(四)神经细胞凋亡及其调节机制

缺血损伤导致的神经元死亡方式包括坏死和凋亡两种。一般认为脑缺血引起的急性神经元死亡以坏死为主,而继发性神经元死亡或迟发性神经元死亡则以凋亡为主。前者发生在缺血中心区,后者多发生在缺血半暗带区或周边区。细胞凋亡是一个主动过程,是通过合成新的蛋白质来实现的。在中枢神经系统,参与缺血性神经细胞凋亡的因子很多,主要有Caspases 家族酶蛋白、Bcl-2 家族蛋白、丝裂原激活蛋白、激酶家族酶蛋白,以及其他多种线粒体释放的蛋白质、细胞溶酶体释放的多种酶蛋白、细胞核因子 NF-κB、细胞因子及抑癌基因 p53 等。

脑缺血后缺血的核心区域脑血流量基本停止,蛋白质合成终止,细胞膜稳定性被破坏,细胞内容物释放,细胞死亡,即为通常所说的细胞坏死,为脑缺血后细胞损害的主要形式。凋亡的特征是细胞代谢障碍和包膜的不完整性,是一种伴炎症反应的能量依赖性细胞死亡程序。大脑半球对短暂的缺血十分敏感,短暂缺血后,缺血中心区域的神经细胞很快出现坏死。同在缺血中心区周边的神经细胞,一般经过 1~2 天潜伏期,才出现延迟性神经细胞退化,已证明这种延迟性细胞退化就是细胞凋亡。脑缺血后,凋亡现象常见于易受缺血损害的部位如CA1 锥体细胞。此期间如果及时再灌注或使用 Glu 受体拮抗剂将逆转神经元的死亡。若脑缺血严重且持续时间长,则神经元表现为急性坏死,若缺血后很快恢复血供,则神经元的形态、功能虽无改变,但在某些易损区如海马,几天后将发生迟发性神经元死亡,这种死亡与半暗区神经元的死亡可能具有相同的机制。缺血脑损伤是缺血后坏死和延迟性细胞死亡的联合效应,与缺血后急性坏死狭窄的时间窗相比,通过干预缺血几天后的延迟性细胞死亡对治疗缺血脑损伤明显有利。

(五)免疫炎症反应

免疫炎症反应在缺血再灌注脑损伤中发挥重要作用。暂时性脑缺血后 4~6 小时或永久性脑缺血后 1~2 小时梗死区域可见炎症细胞浸润,缺血再灌注后可引起更明显的炎症反应。有研究发现 2 个月的缺血区内,小胶质细胞被广泛活化,形态各异,白细胞和 T 细胞大量入侵缺血区脑实质。这些细胞的活动以皮质明显,海马和白质次之,血管周围和梗死区域显著。这些细胞在缺血半暗带高度聚集,说明在参与脑内缺血损伤过程中,这些细胞的活动和慢性脑灌注不足导致的脑损害高度相关。免疫炎症反应的细胞因子主要包括白细胞介素(IL)、肿瘤坏死因子(TNF)等。在缺血脑损伤的病理生理过程中 IL-1、IL-6 和 TNF-α 参与脑内的炎症反应和促进细胞凋亡反应。IL-1 和 TNF-α 分别具有诱导星型神经胶质细胞、小胶质细胞和血管内皮细胞分化和增殖的功能,并促进炎性细胞吸附到血管壁,炎症反应时二者的作用相加,加重脑内细胞死亡。总体上来讲,二者的促炎症反应和促进细胞凋亡的作用,对缺血损伤脑组织的修复是不利的。

四、脑组织蛋白质异常聚集

脑组织中蛋白质异常聚集可见于神经系统的多种退行性变性疾病,如 AD、PD、亨廷顿病、亚急性克罗伊茨费尔特-雅各布病(CJD)等。AD 患者脑中发现的 Tau 蛋白异常修饰包括异常磷酸化、异常糖基化、异常糖化、异常泛素化、异常截断作用和异常硝基化。Tau 蛋白以多种异常修饰形式参与 AD 的发病过程,异常修饰的 Tau 蛋白沉积在神经细胞中形成神经纤维缠结。蛋白质磷酸化是调节蛋白质生物功能的重要方式之一。蛋白激酶(PK)使磷酸基团转移到底物蛋白的特定氨基酸残基上,使蛋白质磷酸化。而蛋白质磷酸酶则使磷酸基团从残基上去除,使蛋白质去磷酸化。二者的调节使蛋白磷酸化和去磷酸化成为机体中一种普遍存在的可逆性调节机制。大量的体外和动物整体水平的研究表明,可能有多种蛋白激酶参与了AD患者Tau蛋白的异常磷酸化过程。蛋白磷酸酶可催化蛋白质去磷酸化,因而AD患者脑中蛋白磷酸酶的活性明显降低。Tau蛋白去磷酸化减弱,导致AD患者脑中Tau蛋白异常过度磷酸化。异常修饰的Tau蛋白在神经细胞内聚集是AD患者神经细胞退化的重要环节。

蛋白激酶C(PKC)亚型有广泛作用,如重要的记忆、血脑屏障的维护和损伤的修复,常见的PKC大脑内的亚型包括PKCα、PKCβ、PKCδ、PKCε、PKCγ和PKCζ。随着年龄的改变,疾病会加速PKC功能的修改。突变形式的PKC可以导致神经退行性疾病和认知能力下降。在某些情况下,PKC亚型还具有功能但不能成功转运到细胞内的合适位置,适当的PKC移位会加重脑卒中预后和淀粉样蛋白β毒性。在老化的大脑中,先天免疫系统和PKC通路之间的相互干扰导致血管异常。PKC亚型在正常的与年龄相关的生理学中有不同的角色。这些亚型的改变,有助于缺血性卒中和AD预后。一旦发生缺血性脑卒中,改变PKCβ、PKCδ和PKCζ可在一定程度上避免导致血脑屏障破坏和再灌注损伤。如果PKCβ适当移位,可以提供神经保护作用。

五、感染因素

颅内感染可导致脑实质及脑功能改变,甚至导致痴呆,如各种脑炎、神经梅毒、各种脑膜炎、库鲁病等。中枢神经系统的朊蛋白(PrP,朊病毒)感染是导致认知障碍的常见原因之一。人类朊蛋白病主要有克雅病(CJD)、库鲁病、格斯特曼综合征、致死家族性失眠症等,CJD是最常见的由朊蛋白感染引起的人类中枢神经系统退行性疾病,即亚急性海绵状脑病,也称皮质-纹状体-脊髓变性病、朊病毒病、蛋白粒子病、感染性海绵状脑病。朊蛋白是一种特殊的具有感染性的蛋白粒子,其本身不是病毒,因而不具备核酸。PrP有两种异构体,即存在于正常细胞的PrPc(不可溶性PrP)和引起朊蛋白病的PrPse(分泌性PrP)。两者序列无差别,但蛋白质空间构型不同。PrPc是一种单基因编码的蛋白,由253个氨基酸组成,是保护神经系统信息传递不可缺少的重要物质。在某些条件下PrPc发生变异,细胞膜上的蛋白质PrPc变成PrPse,PrPse具有很强的传递性和致病性,耐高热、耐酸碱,不易被灭活。

正常人的PrPc变成PrPse后,可通过内源性神经毒性作用,引起脑内神经元凋亡和缺失,脑组织出现海绵状变性和淀粉样斑块,导致患者出现进行性痴呆和运动障碍。

六、颅脑外伤

在颅脑外伤患者中,患者的颅脑损伤部位不同,认知障碍也不同,与认知障碍具有明显相关性的损伤部位为额叶、顶叶、颞叶、基底核。脑外伤后出现认知障碍的最大特点是认知能力突然下降,这种认知能力的突然下降主要是因为外部损伤导致脑部认知功能区域某些部位受损。轻中度脑外伤患者的认知障碍与左右半球无关,额叶损伤与定向力、视空间与执行功能、命名、记忆有关;颞叶、顶叶、基底核的损伤和认知障碍相关;小脑、枕叶损伤也和认知障碍有关。患者在中重度脑外伤后经常会出现一些认知功能上的障碍,主要包括感觉、记忆、注意、推理及应变能力等下降。一般轻度脑外伤导致的认知障碍在一定时间内是可以恢复的,但是大多数中重度脑外伤引起的认知障碍是不可逆的。

七、脑衰老

衰老是人类生命的必然过程,认知功能随着年龄增长而下降。年老者脑部血液供应减少,这与认知障碍关系密切。衰老及相关增龄性疾病(如 AD)均为衰老综合征的表型。衰老与 AD 之间有很多相似之处。

(1)ApoE4 既是衰老机制中的重要遗传因子,又是 AD 发病的重要危险因素。

(2)氧化应激可以损伤脑细胞而促进衰老,同时在 AD 发病机制中发挥重要作用。

(3)微循环障碍既是衰老的发病机制之一,又可导致 AD 的发生发展。

(4)动脉硬化是威胁中老年人生命的重要病理改变,动脉硬化将加重器官衰老及功能减退进程,同时有学者发现动脉硬化是轻度认知功能损害及 AD 的重要发病原因。

八、慢性全身性疾病

常见的慢性全身性疾病,如原发性高血压、糖尿病、慢性阻塞性肺疾病等,可通过减少大脑血液供应等机制继发性降低大脑功能而引起认知障碍。心脏病患者患轻度认知障碍的风险增加,尤其对于女性来说,这种相关性更加明显。心脏病的预防和治疗可以降低患者发生轻度认知障碍的风险。同时患有糖尿病及收缩期高血压的患者发生 AD 的风险较大,糖尿病和心脏病对促进 VD 的发生有协同作用。2 型糖尿病患者发生 AD 的危险性是非糖尿病患者的 2 倍,使用胰岛素治疗的患者发生 AD 的风险是非糖尿病患者的 4 倍。糖尿病或血糖浓度升高可能是 AD 发病的独立危险因素。糖尿病通过微血管损伤而引起 VD,胰岛素抵抗与 AD 发病之间有密切的关系。有研究发现,由于糖尿病长期代谢异常导致微血管发生病变及能量代谢异常,从而引起突触前神经元释放的 Glu 增加,由此过度激活离子型 Glu 受体 NMDA 受体。NMDA 受体作为离子型 Glu 受体的一种,在中枢神经系统中广泛参与学习记忆、突触可塑性、神经发育、缺血性脑损伤、神经退行性病变、癫痫等许多重要的生理病理过程。

糖尿病对认知能力的影响在记忆和执行功能域尤其明显。大多数糖尿病的神经心理影响研究主要集中在记忆、处理速度和认知灵活性。在研究中,最常见的发现是减慢处理速度(63%),其次是注意(50%)、记忆力(44%)和认知灵活性(38%)。

心力衰竭、动脉粥样硬化、高血压等心血管疾病的证据证明认知障碍和痴呆风险的增加有关。心血管疾病影响认知的机制之一是通过影响血液流向大脑。人们就脑血流动力学的改变对认知功能的影响进行了广泛的研究。心血管疾病脑血流量减少与认知能力下降有关。老年高血压患者除了全脑灌注的变化,血管自动调节功能可能也会受到影响,导致血管脆弱性增加和低灌注增强。

九、精神心理异常

精神心理因素可导致认知能力下降。例如,焦虑抑郁的患者日常生活能力和认知功能降低,无社会工作、不参加社会活动、与亲人和朋友交流少等情况也会影响其认知功能。

经常感到心情郁闷者、丧偶或离异者、易受负性生活事件影响者、处境困难者的认知功能均不如正常人群。轻松、愉快、多彩的生活环境可促进实验动物大脑皮质神经元的增长,不易导致认知障碍。有研究表明,精神失常患者的脑成像发现相关皮质区域出现萎缩,精神分裂症的患者相关脑区神经细胞数量变少、体积变小。

十、环境与饮食的影响

虽然认知功能受到年龄的影响,但一些健康因素和行为可能会保护或维护认知功能,营养是其中之一。单一的多酚可能会显著提高大脑皮质的整体激活水平和性能测试的认知功能,即使效果是有限的。长期食用富含多酚的食物能延缓"健康"衰老,即延缓认知衰退,延长健康寿命,保护老年人日常活动中的良好执行力。茶多酚有可能对神经退行性疾病的发生发展有保护作用,可改善患者的认知功能。麦克里迪等回顾15人随机对照试验研究黄酮对认知功能的影响,结果表明,黄酮类化合物和认知功能之间存在积极关联,研究中共采用55种不同的认知测试,涵盖广泛的认知领域的大多数研究,纳入至少一项执行功能或工作记忆,发现黄酮的补锌功能与对照组相比显著改善认知功能。

体内叶酸、维生素 B_{12} 不足可以引起血液中半胱氨酸水平增高,从而促进认知障碍的发生。超重会导致患认知障碍的风险较体重正常人群增加2倍,而肥胖会使该病的风险增加4倍。另外,长期饮酒可导致患者出现酒精依赖,引起前额叶代谢产物浓度改变,饮酒导致的认知功能损害可能与乙醇对前额叶代谢产物浓度的影响有关。部分一氧化碳中毒的患者可发生迟发型脑病,中轻度认知障碍的发生率可达67%,表现为记忆力障碍、遗忘症、精神异常、痴呆等。

(俞春江,陶冶,毛竹青)

第三节　脑部结构病理改变的影像学

一、正常脑部分区及其功能

大脑位于颅腔之内,其表层为灰质及大脑皮质,内部为白质、基底核和侧脑室,大脑皮质是人体神经系统功能的最高级中枢。部分脑区有定位特征和特定功能。额叶与多巴胺系统相联系，其功能涉及广泛，与随意运动和高级精神活动有关；顶叶主要功能与皮质感觉、运用和视觉语言有关；颞叶与听觉、语言、记忆等有关；枕叶的主要功能与视觉有关。有研究表明，白质高信号、灰质容量、皮层厚度等一些大脑结构的改变均会引起认知功能的变化。

二、认知障碍脑部结构的改变

(一)脑卒中患者脑部结构的改变

在脑卒中或短暂性脑缺血(TIA)患者中，认知功能下降发生在大多数人中。有研究表明，在脑卒中或 TIA 患者中，痴呆发生率为每年 5.9%。有研究通过检查神经影像学和遗传因素去调查认知能力下降的病理基础，患者组和对照组都显示在全脑、海马和杏仁核体积下降和白质高信号(WMH)体积增大，但是患者组全脑萎缩更严重。研究还发现，海马体积减小预示着更多的记忆下降。参与者基线表明海马和杏仁核的减少和认知能力下降之间的联系很密切。

(二)2 型糖尿病患者脑部结构的改变

有研究表明 2 型糖尿病(T2D)和皮质萎缩之间存在一致性关系，其中大部分集中在颞叶。根据最初的研究推测，糖尿病与颞叶异常有关，提示注意 T2D 和 AD 之间的关系。有研究纳入 60～90 岁的老年受试者，观察 T2D 组和正常对照组海马和杏仁核体积，通过控制血管因素，包括颈动脉粥样硬化血管疾病、白质病变、脑梗死的控制，发现 2 型糖尿病的个体海马和杏仁核萎缩更严重。将胰岛素抵抗的程度与区域的脑容量相比，发现胰岛素抵抗的增高程度与杏仁核萎缩增大有关。糖尿病和脑萎缩有联系，而这一萎缩在海马区内更为明显。另外一个因素可能有助于解释海马功能和认知障碍是由于下丘脑-垂体-肾上腺轴(HPA)功能失调，发现减少 HPA 轴反馈控制与降低认知能力相关。HPA 轴失调可能是一条连接 T2D 降低认知能力的通路，但是介导这些环节的大脑通路还不是很清楚。胰岛素抵抗已被证明是一个预测灰质萎缩与认知能力的指标。胰岛素抵抗与内侧颞叶，以及额叶、颞叶和边缘皮层灰质容量相关。在基线预测胰岛素抵抗主要集中在几个大脑区域中的萎缩，包括扣带回、海马、海马旁回和前额叶区域。

(三)帕金森病患者脑部结构的改变

在帕金森病伴有轻度认知障碍的患者中发现广泛的灰质损失结构，已经观察到的脑区有额叶、前额叶、颞叶、海马、杏仁核和顶枕区域的萎缩，并推测可能是由于路易体(LB)型或 AD 型神经元和突触的病理损害造成的。

(四)多发性硬化认知障碍脑部结构的改变

多发性硬化(MS)患者也表现出第三脑室增宽、丘脑萎缩，这些可以被认为是对认知障碍的一个很好的预测。皮质萎缩与加工速度慢和记忆障碍相关联，以第三脑室宽度作为控制变量，中央和皮质区域的萎缩与认知功能下降有关。研究认为白质(WM)损失与加工速度和工作记忆下降有关,而通常灰质(GM)更密切地参与语言记忆受损方面。研究已经表明,颞叶萎缩和记忆行为减退有关,同时全脑或中枢萎缩与处理速度有很大的关系。另一项有关区域萎缩的研究表明,海马萎缩患者在记忆测试中的表现较差,丘脑与认知障碍最为相关,丘脑是记忆和加工速度性能的较强预测因子。在其他研究中同样得到证实,也发现豆状核壳核萎缩在认知障碍的发展中发挥作用。

(俞春江,蔡灵钰,王加琦)

第四节 认知障碍的脑成像学表现

在认知障碍的诊断流程中,影像学检查作为辅助检查项目之一,能为我们确诊认知障碍的类型和程度提供有力的证据。我们根据认知障碍的不同类型及不同设备成像的特点,将认知障碍的脑成像表现分为以下几大类。

一、轻度认知障碍

轻度认知障碍(MCI)是指正常老化过程与早期老年性痴呆之间的一种过渡阶段,表现为轻度的记忆和智能损害。记忆损害程度与年龄不相符合,神经心理学检查结果也证实,其损害程度比生理性健忘症严重,但未达到痴呆程度,同时这类患者能完成基本的日常生活。

(一)结构性磁共振成像

结构性磁共振成像技术可以清晰地显示脑萎缩及脑室扩大等大体结构的变化。目前已有研究显示海马结构的实际大小与活体神经影像学相关,在活体通过神经影像学测定海马结构的萎缩情况,可反映出实际组织学损伤及神经元丢失情况。Erten 等发现监测 MCI 患者颞角体积的改变有助于鉴别稳定型 MCI 和进展型 MCI,海马结构越小,AD 的转化率越高。Jack 等通过对 72 例 MCI 患者的长期随访,发现脑室扩大的体积和全脑萎缩的体积的年变化率与 MCI 向 AD 转变密切相关,将该变化率与颞叶体积相结合更有助于对痴呆进展的预测。

(二)功能性磁共振成像

有研究对 32 例有轻度认知障碍的非痴呆老年患者进行与记忆相关的颞叶内侧区域的 fMRI 的前瞻性研究,结果显示,在临床痴呆量表(CRD-SB)评估中,对于临床损伤较重的患者,即使考虑到海马萎缩的因素,在记忆编码的同时其右侧海马旁回的激活程度也较高。颞叶内侧激活程度的增加可能是对 AD 病理蓄积的一种代偿性反应,可将其作为临床症状加重的一个标志。

(三)磁共振波谱

采用氢质子磁共振波谱(H-MRS)成像技术,可动态监测脑组织中对脑功能至关重要的存在于特定的神经元、细胞膜、胶质代谢和能量代谢中的多种脑代谢物,如 N-酰天冬氨酸(NAA)、谷氨酸(Glu)、三甲胺(TMA)、肌酐(Cr)、肌醇(MI)等。其中用于认知障碍患者诊断的主要指标是 NAA、MI 和 Glu。NAA 主要存在于神经元细胞及其轴突内,是神经索密度和异型性的标志物。一般认为灰质 NAA 水平反映了神经元缺失和代谢状态的改变,白质内 NAA 浓度降低反映轴索损伤。MI 主要存于神经胶质细胞中,是神经胶质细胞的标志物。Glu 的主要成分为游离胆碱、甘油磷酸胆碱及磷酸胆碱,胆碱与细胞膜磷脂的分解和合成有关,同时参与细胞膜和髓鞘的构成,并且是神经递质乙酰胆碱的前体。大多数研究发现 MCI 患者的大脑半球脑组织存在广泛的 NAA 含量减少,MI 含量增加,与正常老年组相比,其差异具有统计学意义。

二、阿尔茨海默病

(一)头颅 CT

阿尔茨海默病(AD)患者头颅 CT 可见脑萎缩,分为脑灰质及脑白质萎缩,脑灰质表现为脑回变窄,脑沟加深、增宽;脑白质表现为侧脑室扩大,脑室角变钝。AD 患者的脑萎缩区域改变主要表现在颞叶、脑白质及脑灰质。颞叶萎缩表现为颞叶脑沟增多、加深,颞中回变窄,鞍上池和环池增宽,侧脑室颞角扩大;脑白质萎缩显示第三脑室和侧脑室体部增宽;脑灰质普遍萎缩,可见双侧大脑半球脑沟增多、加深和脑裂增宽。

(二)头颅磁共振

MRI 诊断 AD 包括结构影像学检查和功能影像学检查。MRI 内颞叶结构测量可有效区分轻度 AD 与认知正常的老年人。在内颞叶结构测量指标中,以海马和内嗅皮质最为重要,有研究发现 AD 最早病变发生于内嗅皮质,之后才累及海马,海马萎缩被认为是 AD 患者的早期特异性标志。痴呆患者不伴有 MRI 上内侧颞叶的萎缩,应警惕路易体痴呆。采用 MRI 线性与体积测量对海马萎缩量化评估,均能为 AD 诊断提供客观依据,与临床认知功能评估有较好的一致性。AD 患者海马萎缩的方式有别于其他类型的痴呆,主要表现为整体弥漫性萎缩。近年来研究证实,磁共振体积测量比线性测量诊断 AD 更敏感,尤其对轻、中度的 AD 患者,定期随访的体积测量可以认为是目前诊断 AD 最敏感的形态学方法。海马体积测定不仅对 AD 的早期诊断有价值,还是识别 MCI 的一种方法。有研究表明,对颞叶萎缩程度的磁共振成像进行线性测量有助于区别 MCI 和轻度 AD,是一种临床应用简单有效的测量方法。

AD 的大脑皮质改变,以 Aβ 沉积和神经原纤维缠结为病理特征,伴神经元和突触缺失所致的脑萎缩。采用结构磁共振成像(sMRI)能够获得脑三维结构,以手动勾画兴趣区(ROI)和基于体素的形态学分析(VBM)显示脑萎缩等结构改变。Whitwell 等对遗忘型轻度认知损害向 AD 转化的患者进行 AD 前 3 年、前 1 年和诊断当时共 3 次系列 MRI 检查,采用 VBM 法评价每一观察时间点患者的脑萎缩状态。结果显示:诊断前 3 年,灰质缺失部位主要位于颞叶内侧(包括杏仁核、海马前部和内嗅皮质),部分累及梭状回;诊断前 1 年,脑萎缩范围和程度加重,颞叶萎缩扩展至颞中回和颞叶较后区域,整个海马受累,并开始累及顶叶;诊断当时,脑萎缩范围更加广泛,以颞叶内侧和颞顶叶联合皮质萎缩程度更为严重,且累及额叶。提示

AD 的病理改变最早发生在颞叶前内侧和梭状回。皮质厚度测量对检测皮质改变具有较高的敏感性。研究显示,迟发性 AD 患者表现为海马、右侧颞叶和小脑萎缩,而早发性患者呈现海马、颞叶、楔前叶、扣带回和额下回萎缩。此外,AD 患者形态学结构网络的"小世界"属性出现明显异常,表现为全局网络效率下降和局部网络效率提高,为脑功能网络变化提供了结构改变的证据。Yao 等采用美国阿尔茨海默病神经影像学(ADNI)数据重复了该结果,同时发现 MCI 脑网络的异常程度处于正常对照和 AD 之间。Lo 等利用弥散 MRI 数据研究了 AD 患者脑白质结构网络,发现 AD 的脑白质网络像灰质网络一样,表现出全局效率的下降,且主要位于额叶皮层区,并与言语及工作记忆能力相关。

(三)弥散张量成像

弥散张量成像(diffusion tensor imaging,DTI)主要用于分析水分子扩散的部分各向异性(FA),提供组织微观结构和神经纤维走行、受损程度等信息,多用于白质纤维完整性的研究。Takahashi 等的研究表明,与正常对照者相比,AD 患者颞叶白质、胼胝体后部、前后扣带回 FA 值均明显下降;其病理学基础主要是皮质神经元缺失引起的沃勒变性,组织学异常表现为髓鞘脱失、轴索和树突减少。其后开展的随访研究表明,AD 患者双侧钩束 FA 值较正常对照者明显降低。还有研究发现,AD 患者平均扩散率(MD)升高、FA 值下降的区域主要集中在海马旁回白质、后扣带回等与记忆功能相关脑区。此外,额顶叶、上纵束、额上回弓状纤维、丘脑上脚和下脚、双侧大脑皮质下核团旁白质、内囊等部位也存在多个白质纤维束结构异常,提示其脑结构网络模式已发生异常改变。

神经病理学研究表明,AD 的退行性改变最初发生在中颞叶的内嗅皮层,随着病变的进展,扩展至海马阿蒙角与其他脑皮层区域,最终导致弥漫性脑萎缩,然而绝大多数 AD 患者脑白质 DTI 的异常都继发于脑灰质的萎缩。研究发现早期 AD 白质的微观损害主要集中在与特定功能分布相对应的脑后部区域,如丘脑辐射及胼胝体压部,这些区域白质的变化可能是 AD 患者首先发生的神经病理学改变,而随之灰质发生退行性改变。Winkler 等采用 MRI 和 DTI 研究发现与 NRG1 基因型相关的额叶丘脑纤维连接上存在异常及相关性海马体积萎缩。或许影像遗传学结合 DTI 能更早期发现 AD。

DTI 目前尚存在的一些不足之处。

(1)DTI 序列对磁场的均匀性要求较高,任何导致磁场不均匀的原因均可影响到 DTI 的定量分析,从而进一步影响到检测结果的准确性。

(2)DTI 利用的是脉冲梯度,会造成涡流伪影与图像的畸变。

(3)DTI 目前仍不能很好地解决对于较小纤维束及交叉纤维束的显像,不能全面地反映出 AD 患者纤维束的改变。

弥散谱成像技术主要是采集每个体素的几个扩散方向的高分辨率图像,从而来试图克服交叉纤维的问题。Schmahmann 等使用弥散谱成像(DSI)解决了单个体素内交叉纤维的问题,描绘出猴大脑半球皮质主要联合纤维束的轨迹,此结果与放射自显影组织学纤维束示踪法结果相符合。多中心研究表明弥散谱成像能够辨别更加复杂的纤维结构,如存在轻微接触的纤维与交叉的纤维。DSI具有实现复杂白质纤维束显像的能力,或许在不久的将来可以应用于临床。

(四)静息态功能磁共振成像

Biswal等在1995年首先发现静息状态下自发性血氧水平依赖(BOLD)低频振荡信号能够反映自发性神经活动的现象,且功能相似的脑区之间存在明显的空间相关性即功能连接。Supekar等采用静息态fMRI对AD患者的脑功能网络进行构建,发现其局部效率较正常对照受试者显著降低。Buckner等发现,脑功能网络节点主要在默认网络(DMN)与AD患者Aβ沉积脑区高度重叠,表明脑功能连接枢纽区域易受攻击。Sanz等的研究结果显示,AD主要影响全脑长距离功能连接,即大脑前后功能连接下降,表现为全脑信息整合功能异常。此外,还有研究发现,轻度认知损害患者脑功能网络与AD患者同样表现为脑功能连接紊乱,如连接强度、效度下降和脑默认网络失整合。由于轻度认知损害转化为AD的比例较高,对早期诊断和治疗AD具有意义,因此发现一种可以监测轻度认知损害向AD转化或评价AD严重程度的影像学标志具有重要临床意义。Zhang等采用基于兴趣区的功能连接方法研究轻、中、重度AD患者脑功能连接变化,发现随着疾病的进展,与后扣带回功能连接的区域不断扩大。脑功能连接异常有助于判断疾病严重程度,并可作为监测疾病进展的影像学标志。最近的一项研究对AD患者、轻度认知损害患者和正常对照者进行分类,发现该方法区别AD与非AD的灵敏性和特异性均可达80%以上,区分轻度认知损害和正常对照更是高达90%以上。有学者应用低频振荡振幅(ALFF)方法对静息态fMRI观察结果进行分析,轻度认知损害患者和AD患者后扣带回和双侧海马局部神经活动幅度和同步性均低于正常对照者,而这些区域与记忆功能有关。这有助于解释轻度认知损害患者和AD患者记忆力损害的神经机制,并由此推测后扣带回可能是AD患者的重要易损脑区。

(五)PET(正电子发射断层成像)显像

PET作为一种功能显像可以通过反映葡萄糖代谢的显像剂[18]F-FDG利用独特的符合成像技术显示出AD病灶的分布及葡萄糖代谢变化,直接反映AD病变的特定部位及此部位的代谢特征,较好地达到对AD诊断与鉴别诊断的目的。PET对AD的诊断包括定性和定量两方面。国外进行了大量利用PET对AD做出诊断的临床研究,报道较多的是[18]F-FDG PET。一般认为正常老年人的葡萄糖代谢在双侧额叶、颞叶、顶叶[18]F-FDG呈对称正常分布,AD患者呈葡萄糖代谢减低,在一定部位可出现示踪剂分布减少,AD患者的后顶叶、颞叶、额叶可呈现示踪减低,而感觉运动皮质、视觉皮质和皮质下的灰质不受影响。额叶受累与否可作为鉴别早期AD的诊断标准,早期AD病灶局限在后顶叶、颞叶,一般不累及额叶,而中晚期AD常累及额叶。Okamura等利用[18]F-FDGPET对弥漫性路易小体病(DLBD)的研究显示全脑代谢减低,以视觉皮质减低最为明显而AD患者的视觉皮质代谢正常,通过视觉皮质代谢变化可以鉴别AD和路易体痴呆。定量方法测定脑葡萄糖代谢率(CMRglu)是研究AD的常用方法,Alavi 等认为结合体积和代谢采用全脑平均代谢除以全脑的体积修正 CMRglu 可以敏感地鉴别 AD。

三、血管性认知障碍

血管性认知障碍(VCI)的发病率较高,仅次于 AD,在国内外已成为老年性痴呆排名第 2 位的病因。

(一)结构性影像学研究

临床上,结构性磁共振成像技术在认知障碍方面的应用主要体现于清晰地显示脑萎缩、脑室扩大、梗死部位和大小、脑白质高信号等大体结构。有研究提示无症状性脑梗死患者认知障碍的发生与病灶部位具有相关性。大脑前部、大脑皮质、左侧半球、大脑中动脉供血区及大脑后动脉供血区更易引起 VCI,研究提示病灶侧别和病灶体积是影响脑卒中患者认知功能的重要因素,病灶位于左侧半球、体积较大者更容易发生认知障碍。有研究报道 VD 患者的额叶、顶叶、颞叶和丘脑部位皮质灰质信号降低,其对应的认知功能也相应下降。

(二)功能性影像学研究

功能神经影像学检查的意义在于它可以在患者出现组织结构和病理发生改变前检测出异常现象。腔隙性脑梗死引起的脑白质微变化可导致显著的认知障碍。Gasparovic 等研究显示在缺血性脑血管疾病患者中 Cr 和 NAA 水平与神经心理测量分数相关,其中 Cr 水平与执行功能、注意力及总分密切相关,而 NAA 仅与执行功能和总分相关。近期有研究提示相较于正常组 NAA/Cr(1.44),V-MCI 其相应的比值达 1.36,具有统计学意义,因此,^{1}H-MRS 对鉴别 A-MCI 与 V-MCI 有一定意义,A-MCI 的海马区 NAA/Cr 水平与近事记忆具有相关性,而 V-MCI 的额叶区在定向、语言等认知功能方面更具相关性,因此能较好地反映 A-MCI 与 V-MCI 在不同认知功能损害方面的不同程度。Kerrouche 等研究提示 PET 图像在鉴别 VD 和 AD 上有着极其重要的意义,可观察到两者不同的代谢模式,且代谢程度与 MMSE 呈线性相关,结合准确率可达 100%。Heiss 等研究发现 PET 在研究 VCI 患者脑组织的病理生理、生物化学、分子水平变化中起到重要的作用,对临床诊断方面更客观、更全面。磁共振灌注成像(PWI)是采用团注顺磁性对比剂在快速扫描技术下显示脑微血管内的血流动力学变化,主要以脑组织微循环参数及时间-信号强度曲线(TIC)来评价脑组织的血流灌注情况。这是一种简便易行的脑血流灌注的监测手段,可以对 VCI 患者的脑血流进行动态观察,以敏感性较强的皮质、海马等区域的血流灌注降低作为指标,为预测 VD 及评估病情提供客观依据。动脉自旋标记(ASL)采用自体血液作为自由弥散的内源性标志物,被翻转恢复脉冲序列在成像平面近端标记动脉血液中的水质子,与组织中未被标记的水质子混合,引发局部组织纵向弛豫时间 T_1 的变化,从而将所得图像与未被标记的图像相减即可得到灌注图像,它的信号强度与成像区域的血流情况相关。Musiek 等对 17 例 AD 患者进行 ASL 和 PET 检查,发现 ASL 的低灌注与 PET 的低代谢模式基本一致,其工作特征曲线(ROC)下面积分别为 0.09 和

0.91。由此可见，ASL 相较于 PET 在经济、检查时间、操作、随访工作上更具有优势。

综上所述，在早期诊断及鉴别 VCI 中影像学占有重要地位。结构影像学在一定程度上能反映大脑大体解剖结构上的变化与认知障碍存在相关性；功能影像学具有在活体检测脑功能的优势，其中 DTI 技术是唯一能在活体上有效显示及量化脑白质纤维的技术；而 ^{1}H-MRS 和 PET 更能探究脑组织代谢的变化，甚至可在细胞分子水平上研究血管性认知功能变化的机制；PWI 和 ASL 则是以不同对比剂、标记物对脑组织不同部位在缺血缺氧的状态下进行脑灌注研究。这些研究都是向揭示 VCI 的病理生理学特点和临床早期诊断的方向发展。

四、其他类型的认知障碍

额颞叶痴呆（frontotemporal dementia，FTD）的 MRI 主要表现为额叶和前颞叶显著局限性萎缩，一般双侧对称，但皮克病可以不对称，通常为左侧优势半球萎缩明显，患者的顶叶、颞上回后 2/3 及枕叶常不受累，表现为脑回变窄、两侧侧脑室前角和颞角扩大，其中呈气球样扩大是该病的影像学特征，锥体外系神经核（尤其是豆状核）、岛叶皮质和前胼胝体常受累，MRI T_2 加权像可显示受累脑皮质和脑白质区高信号，有助于诊断 FTD。

（王莉，张颖，张晶）

第五节　认知障碍康复发展

在康复的临床实践过程中，人们发现仅仅关注躯体功能康复是远远不够的。不管是康复专业人员还是患者及其家属都认为，认知损害是在所有的障碍中影响患者最终康复结局最为重要的因素。1998 年，美国国立健康研究院（NIH）发表了 NIH 共识："脑外伤患者的康复应包括认知和行为学的评估和治疗。"到今天，认知障碍的康复已成为脑损伤患者康复治疗中不可或缺的重要组成部分。

美国脑损伤学会的定义为认知康复是指系统地运用医学和治疗学专科手段用以改善认知功能和因单一或多方面认知损害而受到影响的日常活动。美国康复医学会脑损伤多学科特别兴趣小组将其定义为认知康复是在对患者脑-行为关系的损害评价和理解基础上，围绕功能展开的治疗性活动体系，通过强化、重建既往已经学会的行为模式，或者建立新的认知活动模式及代偿机制来实现功能的变化。

在过去的几十年间，在为患者提供认知康复治疗的过程中，临床工作者们已积累了大量、富有成效的临床经验。几十年来，基于临床经验的认知康复在发达国家迅速发展并已成为神经康复的一个常规治疗部分。随着认知康复的深入发展，亟须对认知康复疗效的确切性进行科学、客观的评价以获得科学研究证据的支持。

最早期的认知障碍康复的发展历史已模糊不清。但还是可以找到 Boake 关于认知障碍康复发展的总结。

认知障碍康复的历史可以追溯到第一次世界大战(简称一战)。第二次世界大战(简称二战)后,为了满足从战区归来脑损伤士兵治疗的需求,康复方法得到了进一步的发展。事实上,在 1920 年一战之后使用的许多认知康复技术和策略至今仍在沿用。

例如,自二战以来,发展脑损伤患者与现实生活直接相关的功能性技能被一直强调并加以重视。虽然追溯关于认知障碍康复的第一次记录几乎是不可能的,但是在一战以后,最早的一些相关记录便开始显现。例如,德国政府创建了"士兵学校"以满足退伍军人的需要。这实际上是为受伤士兵提供的康复医院。当时使用的评估手段与目前心理学家们使用的心理测试技术类似。这些评价包括具体技能的测量,是与今天的康复和训练设施类似的工作样本测试。同时,德国人对患者进行长期随访。与如今的许多项目不同的是,这些早期的认知障碍康复并没有强调注意力、专注力或记忆策略的训练。

我们今天使用的许多认知康复训练技术是由 Luria 发明的一些康复技术的分支。他的认知康复模式包括个体的神经认知功能评估,分析各种自适应机制,评估可帮助患者消除障碍的潜在能力。他还研究了可用于改善记忆的不同药物治疗。总的来说,Luria 的认知康复模式是一个采用双管齐下的策略,旨在加强患者的潜在能力并引导患者使用新的补偿技能。

Boake 描述了认知康复训练在英国二战后的早期发展。英国两个最好的脑损伤康复中心分别位于牛津和爱丁堡。Zangwill 也许是将认知训练中所谓的替代和直接再培训这两种方法进行对比的第一人。替代方法强调引导脑损伤患者提高可以代替损坏部分的能力。直接再培训涉及各种形式的精神练习,旨在加强患者的心智。Zangwill 通常忽视直接再培训方法的作用。同其他治疗师一样,Zangwill 也认为直接再培训的方法在实际生活中的潜力有限。

Zangwill 对认知康复训练的另一个主要的贡献是提供了第一个关于失语症治疗的系统评价。与此同时,认知康复训练在欧洲得到了发展,美国也对脑损伤康复产生了兴趣,被 Franz 描述为一种"nervous and mental reeducation"(神经和精神再教育)。这个描述影响深远,它与至今仍在刊发的一本精神病学杂志标题类似——*the Journal of Nervous and Mental Disease*。Franz 梦想是在美国组织第一个康复研究机构,并将失语症和神经科学的研究包含其中。

第一次和第二次世界大战导致了各种各样康复技术的大发展,其中也包括了认知康复。Boake 指出,二战以后,美国的脑损伤康复中心直到今天仍是各种研究的中心和聚集之地。许多中心已经建立了跨学科团队治疗脑损伤的患者。在美国,大多数早期的认知康复技术起源于心理学家和语言病理学家。

在 1970 年和 1980 年,受认知心理学发展的刺激,认知康复领域经历了巨大的变化并在 1990 年迅速成长。这些发展受到了一系列杰出理论的影响,包括 Luria 提出的许多关于认知神经科学和认知障碍治疗的重要观点。随后,一些研究人员研究了各种新的康复技术对认知障碍的影响。例如,由 Miller 制订的恢复损伤的功能和探求可以减少日常生活中不良影响的方法,以及由个别认知训练及社会活动等多种训练手段组成的康复训练取得了一定的成果。新的刊物如 *the Journal of Head Trauma Rehabilitation and Neuro Rehabilitation* 记录了认知康复技术的进步,这些出版物的发展也推动了人们进行该领域研究的热情。20 世纪后期,一些有影响力的认知康复技术、应用和模型程序纷纷发表。1990 年,认知康复的理念转变为一种让患者及其家属可以减少损失的管理方法。现代认知康复是指对患者大脑行为先做出评估后而进行统计、功能定向的治疗性活动,其目标是提高患者个体处理和解释信息的能力,改善在家庭和社会生活中各方面功能,即改善与每位患者的日常生活活动(ADL)相关联的各种功能。实际上,认知康复是一个干预系统,通过改善再处理和解释信息方面的障碍或改变环境来提高日常功能性能力。它的狭义概念主要是针对获得性(后天性)脑损伤导致认知功能(如注意力、记忆力、执行能力等)障碍而采取的系统处理方法;从广义上说,还包括个人精神疗法、职业咨询、职业训练及个人/家庭的咨询服务在内的各种内容。

随着医学和其他学科的发展,认知障碍康复的研究也越来越深入。将计算机、多媒体、远程通信、虚拟现实等高新技术运用于脑损伤后认知障碍的康复是国际趋势。其中,远程网络、虚拟现实技术等为脑损伤后认知障碍的评定和康复提供了全新的思路。

此外,我国中医学多年的临床实践表明,针灸是改善认知障碍的有效途径,如何充分发挥中医康复的特色优势,将针灸或越来越多的中医康复手段运用于脑损伤后认知障碍的康复治疗,丰富认知障碍的康复手段,也许是未来认知功能康复研究的新方向和突破口。

(王莉,王毅飞,宋玲玲)

第二章 神经认知障碍

第一节 概 述

为了更清楚地理解神经认知障碍的定义,就必须了解什么是认知、认知的形成过程以及认知的主要物质基础——大脑,要确保大脑各个功能区的正常运转,体温、血压、血氧、渗透压、电解质、酸碱平衡以及能量供应等系统内环境的稳定相当重要。因此广义地说,任何能够导致大脑结构和(或)功能异常的中枢神经系统内、外部疾病都可能诱发神经认知障碍。神经认知障碍的病因可分为三大类:原发于大脑的器质性疾病(如阿尔茨海默病)、同时累及大脑的系统性疾病(如甲状腺功能低下、贫血、肝肾功能不全)、影响认知功能外在表现形式的精神心理性疾病。

一、神经认知障碍的分型、诊断标准和诊断流程

严格意义上说,神经认知障碍并不是一种疾病,而是一组包含了各种形式、各种程度、各种病因、各个阶段的认知障碍症状的谱群。出于临床和科研的需要将其进一步细分,不仅有助于精准的临床治疗、预后评估和全程个体化管理,还有助于开展更深入的科学研究。由于分型的出发点不同,一种亚型常同时符合多个分型标准,因此经常出现同一亚型被同时化归为多种类型的现象,初学者不必为此困惑,但需要在实践中不断培养自己的辩证思维能力和专业技巧。

有四个基本常识在诊断前必须掌握。

(1)不同类型的神经认知障碍有不同的发生和发展模式。

(2)神经认知障碍的临床分期与病理分期并不一定存在天然的对应关系,脱节现象普遍存在,有时还相当严重。

(3)除外某些高遗传性的亚型(如亨廷顿病、遗传性额颞叶痴呆等),对大多数神经认知障碍而言,现有的医学技术尚未发展到早期精准预测和诊断的水平,因此只有在患者出现临床症状之后才有可能进行分型诊断。

(4)神经认知障碍的临床期,按照症状的轻重可分为轻度认知障碍(MCI)阶段和痴呆阶段。两个阶段因为病理和临床的展示程度和人们对它们的理解程度不同而存在不同的诊断标准和分型标准。

(一)轻度认知障碍(MCI)的分型、诊断标准和诊断流程

1. MCI 的分型

如前所述,由于导致 MCI 的原发疾病的病理生理尚未"发育成熟",其相应的认知障碍症

状常只是部分表达,部分仍处在相对正常的范围,为此 MCI 分型也相对简单。主要有症状分型法和病因分型法两种(表 2-1)。症状分型法看似简单,但由于现今临床常用的神经心理评估工具多数是为痴呆的诊断和鉴别诊断设计,很容易出现假阴性结果,因此并不适用于 MCI 的诊断和分型诊断,为此已经开发出了敏感性和特异性更高的工具,如蒙特利尔认知评估量表(MoCA)、词语学习测试、Wechsler 成人记忆量表、中国医学科学院心理所成人记忆量表、Rey 听觉词语学习测验、California 词语学习测验等。

表 2-1　MCI 常见分型

	症状分型法	病因分型法
分型依据	根据认知障碍所累及的领域是否突出体现在记忆功能	根据临床证据推断的可能病因
亚型	遗忘型和非遗忘型	阿尔茨海默病、脑小血管病、路易体病、额颞叶变性、脑外伤及其他

2. MCI 的诊断标准

由于尚缺乏统一的认识,国际上对于 MCI 的诊断标准不仅繁多,而且宽严不一。不少研究者还自订了一些标准,而国内尚无一致认可的标准。迄今为止较为常用的标准有两个:国际 MCI 工作组标准和欧洲 AD 联合会 MCI 工作组标准。两者大同小异,均包括以下三点。

(1)有客观的认知功能绝对或相对的减退,证据包括患者的主诉或知情者的报告以及客观的神经心理学检查。

(2)认知功能的下降尚未影响到患者的日常基本能力,仅在复杂的工具性日常能力方面出现轻微障碍。

(3)尚未达到痴呆的诊断标准。

3. MCI 的诊断流程

遗忘型 MCI 的诊断标准:由于遗忘型 MCI(aMCI)与阿尔茨海默病型痴呆难逃干系,经常被视为其前期,因此也成为近年来临床和科研的重点,达成的共识也较多,并形成了以下较为统一的诊断标准。

(1)记忆障碍是基本和主要的主诉。

(2)有记忆减退的客观检查证据(记忆下降程度低于年龄和文化匹配对照的 1.5 个标准差以上)。

(3)一般认知功能正常。

(4)日常生活能力保留。

(5)没有足够的认知障碍诊断为痴呆。

需要注意的是,以上标准只是 MCI 的一般性诊断标准,实际操作过程中还常加入其他一些较为客观的指标,在筛查及评定量表中我们常选用临床痴呆评定量表(CDR),它包括记忆、定向力、判断力与解决问题的能力、工作和社会交往能力、家庭生活和个人业余爱好、独立生活自理能力 6 项功能,其评定结果从 0～3 分表示认知障碍损伤程度从无到重度损害的不同等级,若评分 0.5 分考虑 MCI,若评分>0.5 分,考虑痴呆。简易精神状态检查表(MMSE)及蒙特利尔认知评估量表(MoCA)可用于 MCI 与 AD 的筛查及鉴别诊断。相比 MMSE,MoCA 具有以下优点:①覆盖认知领域更广,除保留了 MMSE 中语言、记忆项目外,还增加了较多反映视空间、执行能力的检测项目;②MoCA 检测 MCI 敏感性更高(92.4%),显著优于 MMSE (24.2%)。所以,MoCA 更适用于 MCI 的检测。其他评估方法还有韦氏智力量表、韦氏记忆量表等。目前,在 MMSE、MoCA、长谷川痴呆量表等的基础上,结合我国的文化特点设计的痴呆干预系统,适用于 MCI 的智能评估与筛查。

4.MCI 诊断的注意事项和实战技巧

(1)由于大多数 MCI 的起病较为隐匿,认知症状和原发疾病的病理生理尚未充分展开,临床上也缺乏足够的干预证据和手段,同时还需要与抑郁、焦虑、健忘等干扰因素和生理因素相鉴别,分型工作往往需要更多的耐心和细心。

(2)病史的采集至关重要,不仅可以为 MCI 的诊断提供依据,还可为分型诊断和病因诊断提供参考。采集的内容必须包括:①认知障碍的起病时间、起病形式、具体表现、进展方式、诊治经过及转归;②认知障碍是否对日常生活有影响,是否伴有精神和行为症状,以及认知障碍发生的先后顺序;③认知障碍可能的诱发因素或事件;④是否伴随有躯体的异常或其他系统疾病的症状和体征;⑤既往史中是否存在有可能导致认知障碍的疾病,如脑血管病、脑外伤、脑炎、癫痫、长期腹泻或营养不良、甲状腺功能障碍、肝肾功能不全、输血史、冶游史、酗酒、CO 中毒、药物滥用等,同时还要注意询问患者儿时的智力及发育情况(除外精神发育迟滞)。在遇到难以确诊的复杂案例时,既要听取患者的描述,又要参考知情者的反映;既要纵向比较患者发病前后的认知水平,又要与患者同龄人的认知水平进行横向对照。

(3)详细的体格检查往往能为 MCI 的病因诊断提供线索。不同病因的 MCI 伴随的神经系统体征不同。AD 和额、颞叶变性导致的 MCI,早期可以不存在任何躯体性症状和体征。帕金森病、进行性核上性麻痹、路易体病导致的 MCI,早期即可出现锥体外系体征。而系统性疾病、中毒性疾病、脑血管疾病以及代谢性疾病所导致的 MCI 也能从内科和神经系统体格检查中找到一些指向原发病的相应体征。

(4)实验室检查和神经影像学检查有助于病因的分型诊断。由于不同的医疗机构实验室技术和设备不同,如果仅出于临床目的,并不推荐所有 MCI 患者首选诸如基因筛查、脑脊液和血液中特殊生物学标志物测定、功能磁共振(fMRI)、PET、SPECT 等复杂且价格昂贵的检查,但体液生化检查、头颅 CT 或 MRI 扫描仍属必需检查。根据患者的症状、体征和初步的实验室检查结果以及经济条件来确定检查方式,循序渐进的检查方式更符合中国的国情和医疗制度。

(5)必须加以注意的是,单纯一次病史询问、体格检查、神经心理学检查和实验室检查就能确诊的患者并不多见。因此,在实际临床诊治过程中切忌过分自信,任何仓促草率的结论都无助于患者的精准防治,定期随访和动态观察才是最佳方式。

(二)痴呆的分型、诊断标准和诊断流程

1.痴呆的分型

较之 MCI 阶段,痴呆患者无论是在内在的病理上,还是在外观的表现上都已经开始明朗化,也更容易达成共识,因此痴呆的分型更为复杂和精细。主要的分型依据是痴呆的发生年龄、进展速度、严重程度、治疗效果、遗传性、脑损害的性质和部位以及原发病的种类。由于分型的目的和依据更加多元化,同一个痴呆患者同时被划归为多个亚型的现象也更为多见。

以神经认知障碍疾病谱群中最为常见的 AD 性痴呆为例。同样一名 AD 患者,按表 2-2 所述的分型法可分别和(或)同时将其划分为老年前期/老年期、轻/中/重度、皮质性、不可逆性、原发性、临床前期/临床期、遗传性/散发性、肯定/很可能/可能的痴呆。需要注意的是,痴呆的分型诊断还具有强烈的时效性:随着患者症状的变化、证据的增多、病情的明朗以及观念的更新,患者的分型也需要与时俱进地加以调整。因此,初学者在进行分型诊断时需要在唯物辩证法的框架内培养科学的、辩证的思维逻辑,避免落入"非此即彼""非真即假"的逻辑陷阱,既要积极为患者进行分型,又不能一成不变地看待做出的分型。

表 2-2　临床常用的痴呆分型法

	起病年龄	程度	病变部位	治疗效果	病因	病程	遗传性	诊断可靠性
亚型分类	老年前期和老年期	轻度、中度、重度	皮质性、皮质下性、皮质和皮质下混合性、其他部位性	可逆性、可治性和不可逆性、不可治性	原发于神经系统的疾病;发生于神经系统以外,但同时累及神经系统的疾病;其他脏器和精神心理性的疾病	无症状的临床前期、无痴呆的临床期和临床痴呆期	遗传性和散发性	肯定的、很可能的、可能的
主要用途	流行病学和医学经济学研究	诊断和评估以及生活照料的决策	快速把握诊断方向	为治疗和综合管理提供决策依据	精准诊治和科研	早期诊断和干预的临床研究	疾病管理和基础研究	临床随访和最终确诊

2.痴呆的诊断标准

广义的痴呆是指一组包含了遗传性和非遗传性各种病因,且涉及多种病理机制,临床表现多样化的认知障碍症候群。而狭义的痴呆并不包括先天遗传性,特指后天获得性的认知障碍。目前,国际上有两个主要的疾病分类系统,即世界卫生组织的《国际疾病分类》第 10 版(ICD-10)和美国精神病学会的《精神疾病诊断与统计手册》第 5 版(DSM-5)。两个系统关于痴呆的诊断标准均要求具备以下四点。

(1)记忆力减退。

(2)其他认知领域能力的减退。

(3)认知能力的减退足以影响患者的社会功能。

(4)排除意识障碍、谵妄等导致的上述症状。

3.痴呆诊断的注意事项和实战技巧

总体上与 MCI 相似,但由于痴呆患者存在有更为严重、更加复杂的认知障碍症状,在病史采集、体格检查、神经心理学评估、日常能力评估等诸多方面与 MCI 存在较大的差异。

(1)由于患者本人存在明显的认知障碍,在病史的采集过程中应更加重视获取知情者所提供的的信息,尤其是起病时间、起病与进展方式、各种症状出现的先后顺序、对患者的日常社会功能和生活自理能力所造成的影响、是否伴有精神行为和人格的改变以及可能导致痴呆的既病史。

(2)神经心理学评估应更加全面。认知评估不仅包括总体认知功能评估,还包括记忆力、执行功能、语言、运用、视空间和结构能力等各认知域的功能评估,同时还要进行精神行为、日常生活能力以及伴随疾病的评估。

(3)不同认知域功能测试工具的选择。总体认知功能评估方面,除 MCI 章节中提到的MMSE、MoCA 外,包括注意、启动与保持、概念形成、结构、记忆 5 个因子在内的 Mattis 痴呆评估量表(DRS)对额叶和额叶-皮质下功能障碍敏感,适用于帕金森病痴呆、路易体痴呆、额颞叶痴呆、小血管性痴呆等额叶、皮质下痴呆的诊断、评定和随访。覆盖记忆力、定向力、语言、实践能力、注意力等 12 个条目的阿尔茨海默病评估量表-认知部分(ADAS-cog)可评定AD 认知症状的严重程度及治疗变化,常用于轻中度 AD 的疗效评估。血管性痴呆评估量表(VaDAS-cog)是在 ADAS-cog 基础上建立的一种量表,由于 ADAS-cog 偏重于记忆和语言,非语言项目和执行功能项目少,不能敏感地反映出血管性痴呆的认知变化,故在其基础上增加了数字删除、数字符号测验和走迷宫等执行功能测试。临床上,记忆评估主要集中于情景记忆。对情景记忆的检查主要通过学习和延迟回忆测验,如 Rey 听觉词语学习测验、California 词语学习测验、WHO-UCLA 词语学习测验、韦氏记忆量表和逻辑记忆分测验等,检查内容包括瞬时回忆、短时延迟回忆、长时延迟回忆、长时延迟再认等,不同指标联合能够反映记忆的编码、储存和提取 3 个基本过程,揭示记忆障碍的特征,为鉴别诊断提供帮助。执行能力测试主要包括词意流畅性分类测试(动物)、数字符号测验、语音流畅性测验(字母)、数字广度(倒背)和连线测验等。常用的失语检查方法包括波士顿命名测验、词语流畅性测验,以及更为详细的 Token 测验、北京大学第一医院汉语失语成套测验(ABC)和北京医院汉语失语症检查法等也在国内失语症的临床和研究中广泛应用。运用功能的检查方法主要是让患者完成或模仿一些动作,或者使用一些道具来完成诸如 ADAS-cog 中的口头指令、韦氏智力量表的积木测验、ABC 测验中的听指令等。视空间结构技能测验包括两大类:图形的临摹或自画和三维图案拼接。临摹主要反映视空间能力,而自画和三维图案拼接还需要很多其他认知成分的参与,如对测验的理解、计划性、视觉记忆和图形重建、运动和操作能力、数字记忆、排列能力、抽象思维能力、抗干扰能力、注意力的集中和持久等,这些测验在一定程度上也能够反映执行功能。常用的测验包括:临摹交叉五边形或立方体、钟表测验、Rey-Osterreith 复杂图形测验、韦氏成人智力量表中的积木测验等。

二、神经认知障碍的康复原则和康复策略

无论何种类型的 MCI 或痴呆,无论病因是什么,一旦出现神经认知障碍症状,都表示其脑功能损害到了一个相当严重的程度,都需要尽早干预,否则即便是可逆性痴呆,其认知功能也可能因为干预太迟而难以逆转。因此,为了保证患者最大的获益,减轻家庭和社会的负担,诊治神经认知障碍最重要的原则是早期发现和早期干预。

康复治疗是痴呆治疗的重要一环,若治疗得当,不仅有助于延缓痴呆进程,还可大幅减少并发症,提高患者的生存质量。康复治疗的实施必须建立在药物治疗的基础之上,并遵循早期、全程、全面、综合、个体化康复原则。

早期原则是指神经认知障碍一旦确诊,应尽早地进入康复程序。全程原则是指康复治疗要贯穿疾病的整个病程。全面与综合原则是指要全面兼顾患者各个认知域功能障碍以及精神行为、心理、躯体功能等症状,并借助多种不同作用机制的治疗手段对患者实施综合康复治疗。个体化原则是指应充分考虑患者的年龄、性别、性格、文化素质、经济条件、康复诉求、社会和生活背景等因素,因地制宜、因人施才,为每一名患者量身定做最合适的康复计划。总体来说,包括以下 4 个方面。

(一)物理治疗

物理治疗主要针对偏瘫、吞咽障碍、平衡障碍、肌肉萎缩、关节僵硬、心肺功能不全、骨质疏松等患者,可以通过关节松动、功能性电刺激、肢体气压泵、减重步行、平衡功能训练、步态训练、功率自行车等手段,改善其躯体症状,缓解肌肉萎缩,提升心肺功能,防治并发症。

(二)作业治疗

作业治疗分为室内和室外作业两种。前者主要包括编织、刺绣、雕塑、油漆、缝纫、做花、糊纸盒、糊纸袋、做家具、做儿童玩具、家务等,后者包括种植花草、树木、蔬菜,饲养家禽,田间劳动等。作业治疗适合于轻、中度神经认知障碍患者,同时还需要根据患者的性别、年龄、爱好、职业、体力、志趣、文化水平等具体情况,确定具体、符合病情需要的活动项目。

(三)日常生活能力(ADL)训练

ADL 训练主要针对生活自理能力有困难的患者,训练的内容包括个人卫生动作和入浴动作、进食动作、更衣动作、移动动作、排泄动作、器具使用、步行动作等。对于存在肢体运动功能障碍的患者还应配合各种矫形器和特殊的辅助工具,协助患者最大限度地发挥潜能,达到生活自理或减少对他人依赖的目的。

(四)认知功能训练

认知功能训练需要根据患者认知域受损情况,并结合其生活经历和现状量身定做,训练内容主要包括注意力、定向力、记忆力、计算力、语言、执行功能与解决问题、生活常识等方面。训练方法不应简单、枯燥、重复,例如,在训练患者的注意力时,可以穿插从两幅相似的图找不同之处、读短文听故事回答问题、连续数数字、从一系列数字或字母标出指定的符号、从电话号码本中找出所需要的号码、看电视回答问题等。对于计算能力尚好的患者应鼓励自己理财。在进行记忆力训练时,可采用复述一串随机动物或植物名称、搭积木、集体观看情景剧或

讲述各自的生活经历等手段。在进行执行力训练时,可以嘱患者从报纸中找出所需信息、从冰箱中找到需要的食物、从书架中找到需要的书、将生活物品进行分类和归纳、出门购物、做力所能及的家务等。

总之,神经认知障碍的康复治疗必须在早期、全面、全程、综合、个体化的原则下,根据患者的认知状况、生活习性、个人爱好等实际情况,尽可能将训练科目融于日常生活之中。实施者要有足够的耐心,并量力而行,及时鼓励进步,纠正错误,并确保安全。

(王莉,王毅飞,陶冶)

第二节　阿尔茨海默病所致的神经认知障碍

阿尔茨海默病(AD)是导致老年期神经认知障碍最常见的病因,随着人口基数的增大和老龄化的步伐加快,全球 AD 患者正在以每 3 秒新增 1 例、每 20 年翻一番的速度递增,并已经构成严重的社会和经济负担。

一、概述

自 1907 年德国医师 Alois Alzheimer 在一次演讲中首先描述该病以来,医学和社会对 AD 的认识和定位发生了一系列重大而深刻的变化,从一度被认为的少见病到今天的常见病,从过去的单纯神经变性疾病到当今的异质性疾病,从曾经的不可控性疾病到现在的可防治性疾病。唯一没有改变的就是它的确切病因和发病机制至今未明,因此,百余年来 AD 一直是困扰人类的重大医学难题之一。关于 AD 目前比较明确的有以下几点。

(1)除极少数确定为基因突变所致的家族遗传性 AD 外,绝大多数患者属于病因不明的散发性,可能与高龄、头部外伤、低教育水平、甲状腺疾病、抑郁、脑卒中、高血压、糖尿病、吸烟、缺乏体育锻炼等因素有关。

(2)AD 是一种老年期高发病。60 岁及以上人群的 AD 发病率约为 4.0%,随后每增龄 5 岁,发病率翻一番,80 岁以上人群可达 30% 左右,但在 90 岁以后则不再上升。采用统一的诊断标准和调查程序的流行病学调查发现,不同人种、国籍、地域之间的 AD 发病率缺乏显著性差异,女性略高于男性。

(3)AD 患者的大脑皮质呈现弥漫性的萎缩,伴有沟回增宽和脑室扩大。镜下可见以下病理变化:①细胞外以淀粉样蛋白沉积为核心的老年斑;②神经元细胞内的神经纤维缠结;③胆碱能神经元大量减少;④脑血管壁的淀粉样变。而且,上述病理改变常先于神经认知障碍症状 15~20 年出现。

(4)AD 最突出的临床症状是全面且持续恶化的认知能力下降,伴有日常生活能力进行性下降和各种精神行为症状,直到晚期才出现运动障碍。

(5)AD 的确切病理机制尚未明确,迄今为止已有数十种假说试图诠释其发病机制,流行的主要有以下四种:①淀粉样蛋白级联假说(即所谓的 Aβ 瀑布学说);②Tau 蛋白异常磷酸化假说;③慢性炎症机制假说;④血管机制假说。但没有一种假说能全面解读 AD 患者所有的临床和病理现象。目前公认的观点是 AD 是一种多病因、多重机制作用下的异质性疾病。

二、临床表现

(一)起病方式

通常隐袭起病,缓慢进展,患者及其家属往往无法清晰回忆具体的发病时间。部分患者也可因突发其他躯体疾病如骨折、近期接受手术或者经历重大生活负性事件而迅速明朗化。由于中晚期 AD 患者的脑内病理改变已经广泛累积和播散,治疗效果往往欠佳,因而早期识别、早期诊断和早期干预对于 AD 患者的预后十分重要。

(二)发展模式

从认知功能受累的区域来看,AD 临床呈现一个由点到面的全面发展模式:早期主要累及近事记忆力,远期记忆力、人格和日常生活能力尚可基本完整保留,一旦进入中晚期,患者的近远事记忆力、定向力、视空间能力、计算力、语言、逻辑推理能力、新知识学习能力等各种认知域功能均受到波及,并出现诸如人格改变、幻觉、抑郁、妄想、躁狂、幼稚行为、敌意攻击、身份辨识错误等痴呆相关的精神和行为症状(BPSD),患者的生活自理能力也随着减退,晚期更由于运动障碍的出现而完全丧失。从自然病程来看,AD 呈现一种不可逆性的平稳下滑趋势,这与血管性痴呆、路易体痴呆的发展趋势截然不同。

三、诊断

AD 的诊断遵照痴呆的诊断流程即先诊断是否为痴呆,然后才根据临床特征和相关检查做出 AD 的诊断。现今常用的诊断标准主要有两个:1994 年制订的美国《精神疾病诊断与统计手册》修订第 4 版(DSM-4-R)标准和 1984 年制订的美国神经病学、语言障碍和卒中-老年性痴呆及相关疾病学会工作组(NINCDS-ADRDA)标准,两个标准之间的异同见表 2-3。

表 2-3　两种临床常用的 AD 诊断标准比较

	DSM-4-R 标准(1994 年版)	NINCDS-ADRDA 标准(1984 年版)
共同点	(1)首先必须符合痴呆的诊断标准 (2)痴呆的发生和发展符合 AD 特征:隐袭起病、缓慢进行性恶化 (3)排除其他原因所致的痴呆 (4)均没有明确的诊断用生物学标志物 (5)生前确诊均必须通过脑活检	
区别	(1)痴呆的诊断不要求必须得到神经心理学检查的证实 (2)强调认知障碍必须包含记忆受损 (3)日常生活受损是诊断的必须条件 (4)诊断的可靠性无分级	(1)要求痴呆的诊断必须得到神经心理学检查的证实 (2)不强调记忆受损是认知障碍的必选项 (3)日常生活受损仅为支持性诊断证据 (4)诊断的可靠性分为很可能的 AD、可能的 AD 和确诊的 AD
敏感性和特异性	暂无权威数据	敏感性为 83%～98%;区别 AD 与正常老人的特异性为 65%,区别 AD 与其他类型痴呆的特异性仅为 0.23%

随着近年来生物学标志物领域取得进展,2007 年 NINCDS-ADRDA 对 1984 年版的标准做了第一次修订(研究用版),新增了四个客观性支持性辅助诊断指标和可作为生前确诊的遗传学基因检测指标,从而大大提高了诊断的敏感性、特异性和早期诊断的可能性,见表 2-4。由于新增的实验室生物学标志物检测设备和技术均尚未广泛普及,目前该套标准仍主要用于科研目的。

表 2-4 2007 年 NINCDS-ADRDA 修订的临床很可能 AD 和确诊 AD 的诊断标准

2007 年 NINCDS-ADRDA 修订的临床很可能 AD 和确诊 AD 的诊断标准		
核心证据(A)	存在早期、显著的情景记忆障碍	1. 持续进展的由患者或知情者反映的记忆损害,时间超过 6 个月 2. 存在客观检测到的情景记忆损害,包括延迟记忆受损,而且经线索或多选提示改善不明显 3. 情景记忆损害可在 AD 的早期或进展阶段单独存在或合并其他认知损害
支持证据(B)	存在内侧颞叶萎缩	与同龄正常人群相比,MRI 定性或定量分析显示海马、内嗅区、杏仁核结构萎缩
支持证据(C)	异常的脑脊液标志物	1. Aβ1-42 含量降低和(或)总 Tau 和(或)磷酸化 Tau 升高 2. 其他可能被证实的标志物
支持证据(D)	PET 等分子神经影像学检查提示特殊脑区代谢异常	1. 双侧额顶叶皮层糖代谢下降 2. 其他分子标志物:PIB 或 FDDNP 等
支持证据(E)	家族遗传性基因异常	21 号染色体(β 淀粉样蛋白前体蛋白)或 14 号(早老素-1)或 1 号(早老素-2)
排除性证据("很可能"AD 诊断在以下情况不能被首先考虑)	病史	1. 突发局灶性神经功能缺损 2. 早期步态异常、癫痫发作、行为异常等
	临床表现	1. 体检发现局灶性神经定位体征(如偏瘫、感觉障碍、视力或视野缺损等) 2. 早期锥体外系表现
	可以解释记忆障碍及相关症状的其他疾病	1. 非 AD 性痴呆、抑郁、脑血管病、中毒及代谢性疾病等 2. 癫痫、脑炎、脑血管病等导致的 MRI 上海马、内侧颞叶异常改变
很可能 AD 标准		符合核心证据,并满足一项以上支持表现
确诊的 AD 标准		1. 临床支持+活检病理学支持 2. 临床支持+遗传学有染色体 21、14 或 1 号靶基因突变

早期识别与干预对于 AD 患者的生存质量和预后至关重要。根据 2015 年发布的《世界 AD 报告》,全球 AD 患者的识别率仅为 0.3‰,国内的情况可能更不乐观。早期识别并不需要高超的临床技巧,提高民众的疾病知晓率,临床医师耐心细致观察是关键。快速识别以下九大早期征兆有助于提高 AD 的早期识别率,征兆数越多的患者,越应该尽早进入医疗程序。

1. 记忆障碍的早期征兆

做事经常丢三落四;经常忘记熟悉的人的名字;想说的话到了嘴边却忘词了;因为不记得物品放在哪里而四处寻找,或因为不记得应该摆放在哪里而到处摆放。

2.家务障碍的早期征兆

简单重复地做一件事,或突然忘记自己为什么要做手头上在做的事,下一步要做什么事等。

3.定时和定向力障碍的早期征兆

经常对自己当时所处的时间和位置犯迷糊,需要找人或者通过其他方式确认。

4.人格和情绪障碍的早期征兆

以前很注意穿着和举止,现在变得邋遢猥琐了;以前性格慷慨大方,现在变得小气吝啬了;以前户外活动较多,现在不愿意出门;以前会经常关心国家大事或者热衷于家庭生活,现在变得冷漠了;经常出现没有明确原因的沮丧、烦恼、恐惧或者烦躁。

5.问题解决能力障碍的早期征兆

在处理以前能轻松完成的事务时出现困难或漏洞百出,在处理一些新鲜知识或突发事件时变得茫然或手足无措。

6.言语障碍的早期征兆

语言变得空洞、乏味,甚至重复;话题的延伸和拓展有困难。

7.视空间障碍的早期征兆

失去空间立体感,对熟悉的环境产生陌生感。

8.判断能力障碍的早期征象

较前缺乏主见,人云亦云,容易轻信谣言、上当受骗。

9.社交障碍的早期征兆

对于与他人打交道缺乏原有的兴趣,不愿意参加以前一直都喜欢的群体活动。

四、治疗

AD 患者最突出的临床症状是全面的、进行性恶化的神经认知障碍,同时还伴有各种痴呆伴发精神行为障碍(BPSD)症状。一旦确诊,应尽早接受药物和非药物治疗。治疗的原则是早期诊断、早期干预,以药物治疗为主,以综合康复治疗为辅,分阶段全程管理。

(一)药物治疗

药物治疗是 AD 治疗的基石,主要针对患者的认知障碍和 BPSD 症状。可能改善认知障碍的药物有胆碱酯酶抑制剂(如多奈哌齐、卡巴拉汀、加兰他敏、石杉碱甲等)、兴奋性氨基酸受体拮抗剂(盐酸美金刚)、脑代谢赋活剂(如奥拉西坦、茴拉西坦等)、抗氧化剂(如维生素 E、雌激素等)以及部分中药(如银杏叶提取物等)等。控制 BPSD 症状的药物有抗精神病药物、抗抑郁/焦虑的药物以及镇静催眠类药物等。

(二)康复治疗

综合康复是非药物治疗的主要选项。由于早中期患者可以没有运动障碍症状,康复应在药物治疗的基础上,充分调动患者残余的认知能力和主观能动性,加强对照料者的教育与支持,改善患者的生活自理能力。进入中晚期后,患者的运动障碍症状和 BPSD 症状逐渐明显,康复的重点应放在防止各种意外的发生(如跌倒、走失、误吸等),减少并发症(如四肢僵硬、肌肉萎缩、关节挛缩、压缩性骨折、压疮、吸入性肺炎等),以改善生存质量为目标。

(俞春江,李红丽,张颖)

第三节　血管性痴呆所致的神经认知障碍

血管性痴呆(VaD)是导致中老年人神经认知障碍的第二大病因。随着人口老化的加速、生活方式的改变、各种慢性代谢性疾病的低龄化和普及化,血管性痴呆患者也势必增多。临床上,此型痴呆所致的神经认知障碍与 AD 性神经认知障碍经常共存,且相互促进,但两者的诊治原则和康复策略还是存在一定的差异。

一、概述

血管性痴呆是老年期痴呆的第二大类型,仅次于 AD。现今的 VaD 概念也经历过一段漫长的演变过程,从最初的小动脉硬化性痴呆,到大面积脑梗死后痴呆、多发梗死性痴呆、广泛的 VaD 概念,期间也使用过十余种不同的学术名称和多个版本的诊断标准,直到 2006 年才由美国国立神经疾病和卒中研究院-加拿大卒中网络(NINDS-CSN)统一命名为血管性认知功能障碍(VCI),并制订了统一的诊断标准。目前的 VCI 是一个极其广泛的临床、病理和神经心理学概念,被定义为由血管因素(直接)导致或伴随血管因素的认知障碍。根据这一定义,VCI 不仅涵盖了各种程度、各种类型的认知功能损害,还包括各种卒中事件、各种非卒中性脑血管病、循环障碍、血管性危险因素以及缺乏临床症状的单纯神经影像学或神经病理学改变。

二、临床表现

VaD 只是 VCI 概念中最严重的形式。无论是在临床上还是在病理上,VaD 都与 AD 存在较大的差异。病理上,VaD 患者脑内的病理改变主要集中在皮层下,且具有更多血管病变的特征,如严重的颅内外动脉硬化、大面积或多部位或关键部位的梗死灶、缺血水肿带、局灶性非特异性炎症、含铁血黄素液化灶、瘢痕增生区、神经纤维脱髓鞘等。临床上,VaD 常具备以下 7 个特征。

(1)血管因素明显,且与神经认知障碍症状在时间上和因果上存在显著关联。

(2)认知损害虽然也涉及各个领域,但在损害的程度上呈现出明显的斑片状不均衡的发展模式。

(3)记忆障碍可以不突出,甚至不是早期症状,经常与语言障碍、视空间障碍等其他领域的认知障碍在时间上呈现出非同步发展的模式。

(4)相比其他认知领域的障碍,患者的执行能力受损往往更严重。

(5)疾病的自然演变规律呈现阶梯状恶化的模式。

(6)更早、更频繁地出现 BPSD 症状。

(7)病史和体格检查经常存在神经系统定位症状和体征(如早期步态异常、假性球麻痹、尿失禁、帕金森病样表现、病理征等),神经影像学检查可见大面积梗死灶或关键部位梗死灶、多发性腔隙性梗死灶、脑室旁白质病变等。

根据临床病理演变过程,为便于早期诊断和早期防治,VCI 和 VaD 还被划分为以下 3 个阶段:①高危阶段:无认知损害,但出现了 VCI 的危险因素;②症状前阶段:由临床和神经影像学确认脑血管事件已经发生,但尚无认知损害的症状;③症状阶段:已经出现足以影响患者日常生活的神经认知功能障碍症状。

三、诊断与鉴别诊断

常用的 VaD 诊断标准有 4 个:DSM-4 标准、ICD-10 标准、美国加利福尼亚阿尔茨海默病诊断和治疗中心(ADDTC)标准、美国神经病学-语言障碍和卒中-老年性痴呆和相关疾病学会(NINDS-AIREN)标准,四者都包括以下 3 个方面的基本要求。

(1)首先符合痴呆的标准。

(2)有脑血管病变的证据。

(3)痴呆和脑血管病之间有因果关系。

它们之间主要的差异在于对证据的要求不同:DSM-4 标准要求神经系统症状、体征和包括神经影像学在内的实验室检查结果均强烈提示脑血管病;而 ICD-10 标准强调认知损害的"斑片状"特征,尽管也要求相应的神经系统病史、体征或检查结果提示脑血管病,但神经影像学证据并非必须;ADDTC 标准对脑梗死次数和证据要求严格(2 次或以上,且神经影像学证据要有小脑以外的至少一处梗死灶),如果只有 1 次,那么此次梗死和痴呆之间必须要有明确的时间关系。NINDS-AIREN 标准虽不强调脑梗死,但要求有与脑血管病相一致的神经系统体征和影像学证据,同时还要求痴呆发生在梗死后 3 个月内和(或)认知功能突然恶化或阶梯式进展。

临床上经常需要鉴别痴呆是属于 AD 还是 VaD,或者是两者兼有的混合型。较简易的方法是进行 Hachinski 缺血评分(表 2-5),满分为 18 分。如评分结果>7 分则 VaD 可能性大,<4 分则 AD 的可能性大,4~7 分之间则混合型痴呆可能性大。

表 2-5　Hachinski 缺血评分表

临床表现	评分
突发急性起病	2
阶梯式恶化	1
波动式病程	2
夜间意识模糊	1
人格相对保持完整	1
抑郁	1
躯体不适叙述	1
情感失禁	1
高血压病史	1

续表

临床表现	评分
卒中病史	2
动脉硬化	1
局灶神经症状	2
局灶神经体征	2

四、治疗

（一）治疗原则

由于 VaD 所致的神经认知障碍具有明显的血管特性，无论是在血管危险因素上，还是在病因和发病机制方面都有较为成熟的药物和非药物干预手段，如能及时地从源头上层层防控，部分患者的疾病进程可以被中止，甚至被逆转。因此，从治疗效果的角度来看，VaD 一直分为可治性或可逆性痴呆。

早期诊断和早期干预是有效防治 VaD 的关键。一方面对于存在较多血管危险因素（如肥胖、吸烟、少运动、高血压、糖尿病、高脂血症等）和血管病变（如动脉粥样硬化、动脉炎、颅内外动脉狭窄、脑动脉瘤、脑血管畸形等）的患者应密切关注其认知功能状况，并根据相关疾病的防治指南实施包括饮食和生活方式的调整、药物治疗、血管外科手术和血管内介入治疗等手段在内的综合干预；另一方面，对于已经诊断为 VaD 的患者，也要全面筛查血管危险因素、病因，推测其可能的发病机制，并及时有效地实施干预。必须强调的是，所有的干预均必须建立在纠正不健康的饮食习惯和生活方式的基础之上，同时还需要保持积极乐观的情绪，坚持定期随访。

（二）药物治疗

分为两部分。

（1）主要针对血管病变的药物。

（2）主要针对神经认知障碍的药物。

前者主要用于控制导致血管病变的危险因素、病因和发病机制。例如反复缺血性脑卒中导致 VaD，抗血小板药物、降压药物和他汀类药物是防治复发的"三大基石"，而自身免疫异常性脉管炎所致的 VaD，则应该合理选用激素和（或）免疫抑制剂等有效控制包括脑血管在内的非特异性血管炎症反应。后者除可用控制 AD 性神经认知障碍和 BPSD 症状的药物外，还可用改善脑循环的高选择性的 Ca^{2+} 阻滞剂（如尼莫地平等）、麦角碱类等。

（三）康复治疗

总体上与 AD 大致相同。但由于两类神经认知障碍的临床特点和发展模式存在细小的差异，同时由于 VaD 患者早期就可能伴有程度不一的言语、吞咽、感觉、运动、平衡、二便障碍，在制订康复计划时应兼顾认知障碍和躯体障碍。在实施康复治疗过程，考虑到 VaD 的常见病因(如各种类型的卒中、脑动脉硬化、颅内外动脉狭窄等)普遍具有引发急慢性脑缺血、缺氧的病理机制,有助于提高心肺功能的肢体功能性训练、作业治疗、平衡训练以及高压氧治疗对 VaD 患者可能起到标本兼治的功效。

(俞春江,毛竹青,宋玲玲)

第四节　轻度认知障碍

一、MCI 诊断标准和诊断流程

轻度认知障碍(MCI)是指记忆力或其他认知功能进行性减退,但不影响日常生活能力,且未达到痴呆的诊断标准。MCI 诊断标准最早由 Petersen 等于 1999 年提出,该标准得到了广泛认可和应用。但该标准对 MCI 的诊断过于局限,主要是遗忘性 MCI 的诊断。2003 年国际工作组对 MCI 诊断标准进行了修订,这也是目前广泛应用的 MCI 诊断标准。该标准将 MCI 分为 4 个亚型,即单认知域遗忘型 MCI、多认知域遗忘型 MCI、单认知域非遗忘型 MCI 和多认知域非遗忘型 MCI。除此之外,该标准还对 MCI 病因进行了更全面的阐述,如阿尔茨海默病、脑小血管病、路易体病、额颞叶变性等缓慢起病的痴呆类型在临床症状达到痴呆前,轻度的病理变化均可引起 MCI。而脑外伤、脑炎、营养缺乏等可导致持久的轻度认知障碍。虽然 2011 年美国国立老化研究所(NIA)和阿尔茨海默病协会(ADA)组、2013 年精神疾病诊断与统计手册第 5 版(DSM-5)分别就阿尔茨海默病所致的 MCI 及 MCI 的诊断标准进行了更新,但其基本内容均与 2003 年 MCI 诊断标准一致。

(一)MCI 诊断标准

主要包括以下 4 点:①患者或知情者报告,或有经验的临床医师发现认知损害;②存在一个或多个认知功能域损害的客观证据(来自认知测验);③复杂的工具性日常能力可以有轻微损害,但保持独立的日常生活能力;④尚未达到痴呆的诊断。

2011 年美国国立老化研究所(NIA)和阿尔茨海默病协会(ADA)组制定的阿尔茨海默病所致的 MCI 的诊断标准,在上述 MCI 诊断标准的基础上增加了生物标志物的内容,包括 Aβ 沉积的生物标志物和神经元损伤的生物标志物。但该内容只用于临床或基础研究,并不是临床诊断所必需的。

以上标准只是 MCI 的一般标准,实际操作中如何对认知障碍但是没有达到痴呆进行界定,目前没有统一的标准。另外,不同病因导致的 MCI 其具体的诊断标准不同,临床应灵活使用。

(二)MCI 的诊断流程

MCI 是一种症状性诊断,是多种原因导致的综合征。MCI 的诊断应遵循以下流程。

(1)依据患者的认知功能和生活能力(最好有神经心理学证实),根据 MCI 的诊断标准

(见上述诊断标准)作出是否 MCI 的诊断。

(2)如果是 MCI,结合认知评估结果,根据损害的认知域对患者进行初步分类,如单域遗忘型 MCI 和单域非遗忘型 MCI,多域遗忘型 MCI 和多域非遗忘型 MCI 等,揭示出患者的认知损害特征。如果目前尚不满足 MCI 诊断,建议随访,在 6 个月后或认知功能出现明显改变时再行认知功能的检测。

(3)结合 MCI 的起病和发展情况、认知损害特征,有或无神经系统原发疾病、精神疾病(或应激事件)或系统性疾病的病史和体征以及必要的辅助检查,作出 MCI 的病因学诊断。

(4)对于目前诊断 MCI 的患者建议至少随访 1 年,以进一步明确诊断。

(三)推荐

(1)为了有利于资料对比和共享,应当依据国际标准对 MCI 进行诊断。(专家共识)

(2)对 MCI 的诊断应当包括分类诊断。(专家共识)

(3)对 MCI 患者应进行随访。(专家共识)

二、病史

在门诊或认知筛查活动中,当发现可能存在认知障碍的患者时,应进行详细全面的病史采集。由于患者多伴有记忆力或其他认知功能的下降,因此在询问患者的同时还应向其家属或知情者询问必要的信息。病史采集包括现病史和既往史,内容应涵盖以下 3 部分:认知障碍;生活能力;可能导致认知障碍的疾病或诱发因素,以及伴随的疾病。

(一)现病史采集

详细采集认知障碍的起病时间、起病形式、具体表现(需全面了解各认知域的损害情况)、进展方式、诊治经过及转归;认知障碍是否对日常能力和社会功能产生影响;是否伴有精神和行为症状,精神行为症状的具体表现(如抑郁、焦虑、行为及人格改变)以及认知障碍发生的先后顺序;认知障碍可能的诱发因素或事件;伴随的肢体功能异常或其他系统疾病的症状及体征。

不同原因的 MCI 起病和病情发展模式不同,认知损害特征不同,伴随的体征不一。如变性 MCI 起病隐袭,持续进展,病史中一般无可能导致认知障碍的已知疾病,常无神经系统局灶体征或选择性累及某一系统(以锥体外系常见)。血管性和感染性疾病导致的 MCI 则急性起病,常伴有神经系统局灶体征,急性期过后认知有一定改善,然后处于平台期,如原发病反复,认知障碍可呈阶梯样进展。中毒性和系统性疾病导致的认知障碍多亚急性起病,认知障碍随原发疾病的发展波动,伴有其他系统的症状体征。

(二)既往史采集

详细采集患者的既往病史,注意询问是否有可能导致认知障碍的疾病或诱发因素,如脑血管病、帕金森病、脑外伤、脑炎、癫痫、长期腹泻或营养不良(维生素缺乏)、甲状腺功能障碍、肝肾功能不全、输血或冶游史、酗酒、CO 中毒、药物滥用、血管风险(如糖尿病和高血压)、抑郁、睡眠呼吸障碍等,为认知障碍病因诊断提供依据。还要注意询问患者儿时的智力及发育情况,除外精神发育迟滞。

对于知情者,应选择熟悉患者病情并与其共同生活的亲属或朋友。由于患者本人可能存在认知损害及自知力缺乏,因此病史应尽可能获得知情者证实或补充。研究发现根据知情者提供信息完成的量表,如老年认知减退知情者问卷(IQCODE)对 MCI 的筛选具有较高的参考价值(Ⅰ级证据),区分正常老年人和 MCI 的准确率为 79.9%(Ⅰ级证据)。

(三)推荐

(1)应当详细采集病史,涵盖认知功能、生活能力和可能导致认知障碍的疾病或诱发因素,为认知障碍的诊断和病因诊断提供依据。(专家共识)

(2)建议在可能的情况下,病史应尽可能获得知情者证实或补充。(A 级推荐)

三、体格检查

怀疑为 MCI 的患者需进行详细的体格检查,包括一般体格检查和神经系统检查,体格检查目的主要在于协助诊断及明确病因。

神经系统查体应包括意识、高级皮质功能初步检查(理解力、定向力、远近记忆力、计算力、判断力等)、脑神经、运动系统(肌容积、肌张力、肌力、不自主运动、共济能力、步态)、感觉系统(浅感觉、深感觉、复合感觉)、反射(浅反射、深反射、病理反射)和脑膜刺激征等。

不同病因的 MCI 伴随的神经系统体征不同:神经系统变性病导致的皮质性 MCI(如阿尔茨海默病、额颞叶变性)早期不出现躯体性症状及体征;神经系统变性病导致的皮质下性 MCI(如帕金森病、进行性核上性麻痹、路易体痴呆)早期即可出现锥体外系症状及体征(运动减少、肌张力增高、震颤等);脑血管病和其他脑部疾病导致的 MCI(如多发性硬化、肿瘤、外伤等)多有神经系统局灶体征(包括中枢性面舌瘫、肢体瘫痪、腱反射活跃、病理反射等);中毒性疾病(如慢性酒精性中毒、有机物中毒)和代谢性疾病(如维生素 B_{12} 缺乏等)可伴有多发性周围神经病。

一般查体包括心率、呼吸、血压、面容、皮肤黏膜、头颅、颈部、心脏、肺脏、肝脏、脾脏、四肢及关节等。系统性疾病(肝肾功能不全、内分泌疾病、营养代谢疾病、心血管疾病、睡眠呼吸障碍等)和中毒等导致的 MCI 常伴有其他系统症状及体征:甲状腺功能低下引起的认知障碍常伴怕冷、体温低、心率慢等低代谢症状和甲状腺增大等体征;维生素 B_{12} 缺乏常伴有巨细胞贫血、舌炎等;酒精中毒可以伴有营养不良和酒精性肝硬化等表现。

有些体格检查可以协助早期识别 MCI 及预测 MCI 进展,如步态、嗅觉、听力检查等。近期有大量针对步态与认知功能进行的研究,并希望将步态障碍作为早期识别 MCI 并预测其进展的指标。MCI 患者步态障碍多表现为起步困难、步态缓慢、步幅小、易跌倒等(Ⅲ级证据)。Verghese 等提出运动风险综合征,即存在步态缓慢(比同年龄、性别下降 1 个标准差)合并有认知功能下降的综合征。运动风险综合征人群认知功能下降的风险比为 2.0,患痴呆风险比为 1.9(Ⅰ级证据)。更有前瞻性研究发现,基线步态缓慢的人群认知功能下降明显,提示步态速度可能作为早期识别认知功能下降的一个指标(Ⅰ级证据)。除步态以外,嗅觉、听力也可能与认知功能相关。嗅觉检查包括对气味的察觉、区分不同的气味、对气味的识别和对气味的记忆测试。大量研究表明,嗅觉识别障碍在 MCI 中很常见,并可能预测认知功能正常人群的认知功能下降及预测 aMCI 向 AD 的转化(Ⅰ级证据和Ⅱ级证据)。在 aMCI 患者中,嗅觉障碍(气味察觉、区别、识别测试)可能预示 aMCI 向 AD 转化,敏感性 92.3%,特异性75%(Ⅱ级证据)。在神经内科查体中,常用的听力测试为表声检查法、音叉检查法等。在有关听力下降与认知功能之间关系的相关研究中,听力测试多应用纯音听力测试,以电子纯音听力计施加倍频程、频率纯音检测受试耳听阈。有证据表明,听力下降与认知功能下降有一定的相关性(Ⅰ级证据和Ⅱ级证据)。基线听力受损人群出现认知障碍的风险比为 1.24,且认知功能下降程度和认知障碍风险与基线听力受损的严重程度呈线性相关(Ⅰ级证据)。

推荐:应当对 MCI 患者进行一般查体和神经系统检查,为 MCI 的病因诊断提供依据,同时明确伴发的疾病。(专家共识)

有些体格检查,如步态、嗅觉、听力等结合神经心理学测试可以用于协助早期识别 MCI 及预测 MCI 进展。(A 级推荐)

四、神经心理评估

神经心理评估是诊断和研究 MCI 的重要手段。神经心理检查可以实现对患者认知功能的评价,有助于 MCI 的诊断;可以明确认知障碍的特征,对患者进行进一步分类和病因诊断;可以监测认知功能的变化,及早发现将来可能转化成痴呆的患者。神经心理评估包括以下 3 部分内容:认知功能、日常和社会能力、精神行为症状。

(一)认知功能评估

1. 总体认知功能筛查

简易精神状态检查表(MMSE)是最常用的总体认知功能筛查量表,由 30 个问题组成,评价了受试者的定向力、注意力、记忆力、语言、视空间等领域,简单易行,用时短。但由于其偏重定向力领域的检测,在鉴别 MCI 与 AD 或正常人时并不敏感,Meta 分析发现其区别正常老人和 MCI 的敏感性和特异性分别为 63.4% 和 65.4%(Ⅰ级证据);若将 MMSE 的界值定为27 分或 28 分,MMSE 鉴别 MCI 的敏感性为(45%～60%),特异性为(65%～90%)(Ⅱ级证据)。由于版权问题,MMSE 的应用受到了限制。蒙特利尔认知评估(MoCA)涵盖的认知领域较 MMSE 广,包括注意与集中、执行功能、记忆、语言、视空间结构技能、抽象思维、计算和定向力,是专门为筛查 MCI 而设计的,其在识别 MCI 时有较高的敏感性(80%～100%)和特异性(50%～76%)(Ⅱ级证据)。最近有研究认为 MoCA 在区别正常老年人与 MCI 时较 MMSE 更具准确性(Ⅱ级证据)。由于 MoCA 较 MMSE 增加了执行功能、抽象思维等检查,其对识别早期血管因素导致的认知障碍和帕金森病患者的认知损害也优于 MMSE。该量表在我国"十一五"期间由贾建平教授领导的团队进行了社区老年人常模的研究,制定了划界分:文盲组≤13、14≤小学组≤19、20≤初中及以上组≤24。

2. 记忆力评估

记忆障碍是遗忘型 MCI 的核心症状,词语学习测验对识别正常老人和遗忘型 MCI 的敏感性和特异性分别为73%和71%（Ⅱ级证据）；而在血管性MCI和其他皮质下MCI中损害相对较轻，词语学习测验长时延迟回忆能正确区别87.5%的小血管性MCI患者和90%的AD源性MCI患者（Ⅲ级证据）。词语学习记忆包括Rey听觉词语学习测验、California词语学习测验等，California词语学习测验在鉴别向痴呆转化的MCI方面优于其他词语学习测验（Ⅱ级证据），汉化版的Hopkins词语学习测验（HVLT）在鉴别MCI与正常人时也具有较好的敏感性及特异性（69.1%，70.7%）（Ⅱ级证据）。近来，延迟自由线索回忆（FCSRT）被认为在鉴别MCI时较有更好的灵敏性（76%）和特异性（81%）（Ⅱ级证据），对MCI转化为AD也有较好的预测价值（Ⅱ级证据）。应该注意，对MCI的诊断，尤其对高智商的个体，纵向比较非常重要，即使检查结果在正常范围，但如果较以前有明显下降，也应视为异常。目前国内常用的记忆检查量表有Wechsler成人记忆量表、中国医学科学院心理所成人记忆量表、Rey听觉词语学习测验、California词语学习测验等。

3. 执行功能评估

执行功能包括一系列认知过程（精神抑制、计划、精神的灵活性、更新、控制能力等），是MCI患者常受累的认知领域。执行功能损害与否可以作为MCI转化为痴呆的危险因素（Ⅱ级证据）。研究发现，连线测验B-A（B部分所用的时间减去A部分所用的时间，能更好地反映执行能力）对诊断小血管病所致MCI的敏感性和特异性分别为88%和76%（Ⅲ级证据）；改良后的连线测验在鉴别MCI与正常人时具有很好的敏感性（78%）和特异性（90%），为Ⅱ级证据，国内有学者利用改良的连线测验-B（STT），在鉴别MCI时显示出良好的灵敏性（Ⅱ级证据）。除连线测验外，数字符号转换测验是另一常用的检测执行功能的方法，对区别正常老人和血管源性MCI的敏感性和特异性分别为72.5%和90%（Ⅲ级证据）。常用的执行功能测验包括威斯康星卡片分类测验、伦敦塔测验、Mattis痴呆量表的启动-保持分测验、数字-符号转换测验、符号数字模式测验、连线测验、Stroop测验、语音流畅性测验、语义流畅性测验、Wechsler成人智力量表相似性亚测验和图片完成亚测验等。

4. 语言能力评估

额颞叶变性（包括额颞叶痴呆、进行性非流利性失语、语义性痴呆）早期即出现语言障碍，患者表达、命名和理解能力减退，语言评估有助于该类MCI的诊断。常用的测验包括Boston命名测验、词语流畅性测验、Wechsler成人智力量表词汇亚测验，国内常采用汉语失语成套测验对语言进行系统评价。

5. 视空间结构能力评估

视空间结构功能损害与顶枕叶病变相关，是痴呆的常见症状。常用的评估测验包括图形临摹（交叉五边形、立方体、Rey-Osteireith复杂图形）、画钟测验、韦氏成人智力量表（WAIS）积木测验等。WAIS积木测验对鉴别MCI及痴呆有一定作用（Ⅲ级证据）。

6. 计算机认知功能评估

尽管传统神经心理评估取得了很多进步和成就，但仍然有许多局限。例如传统神经心理评估操作时间过长、需要经过培训的有经验的评估员、操作过程中不可避免的人为误差等。计算机程序化的认知功能检测在一定程度上克服了传统神经心理检测的不足。计算机认知评估是在传统神经心理学评估基础上发展起来的,较传统神经心理学测量,计算机认知评估减少了人为的误差,一定程度上克服了传统神经心理检测的不足。目前已经应用的计算机认知功能评估包括中枢神经系统生命特征临床评估成套量表(CNS-VS),通过改编一些传统神经心理检测量表,如听觉词语学习记忆等,受试者通过与电脑人机对话方式完成评估,耗时约30 分钟,在鉴别 MCI 及正常人时具有较高的敏感性及特异性(90% vs 65%~80%)(Ⅱ级证据);CogState MCI/AD 成套计算机量表包含了工作记忆、视觉记忆、执行功能等多个领域的检测,适用于多种语言、多个年龄段、多种文化传统受试者的认知功能检测,耗时 20~25 分钟,在鉴别 MCI 及正常受试者也具有较高的敏感性及特异性(94% vs 100%)(Ⅳ级证据)。计算机管理的 MCI 筛查系统(CANS-MCI)是为初级保健医师设计的 MCI 筛查系统,耗时约22 分钟,在中学及以下文化程度者敏感性和特异性均为 100%,在受教育程度 13 年以上者敏感性为 100%,特异性为 84.5%(Ⅳ级证据)。国内以 MoCA 北京版(MoCA-BJ)为基础上开发了一个人机对话工具 MoCA-CC,在鉴别 MCI 时具有较高的敏感性及特异性(95.8% vs 87.1%)(Ⅱ级证据)。最近,一个针对 65 岁以上老年人群的计算机化的 MCI 评价工具(CAMCI)在鉴别 MCI 时敏感性为 80%,特异性为 74%(Ⅱ级证据)。

7. 推荐

(1)单独应用 MMSE 对 MCI 不敏感,可以联合其他检查以提高敏感性。(A 级推荐)

(2)MoCA 在识别 MCI 时有较高的敏感性和特异性,可用于早期筛查 MCI。(A 级推荐)

(3)有条件的记忆门诊,推荐尝试使用计算机化的认知功能评估。(B 级推荐)

(4)延迟自由线索回忆(FCSRT)在鉴别 MCI 时有较好的敏感性和特异性,适用于 MCI 的诊断及鉴别诊断。(B 级推荐)

(5)应当对所有 MCI 患者进行总体认知功能或多个认知域的检测,可以根据临床提示进行针对性选择。(C 级推荐)

(二)日常和社会能力的评估

日常能力包括基本日常能力(BADL)和工具性日常能力(IADL),前者指独立生活所需的最基本能力,如穿衣、吃饭、洗澡等,后者指复杂的日常或社会活动能力,如理财、购物、出访等。MCI 的诊断要求患者基本日常生活能力正常,工具性日常生活能力或社会功能有轻度损害。在 MCI 分类中,遗忘型 MCI 比非遗忘型 MCI 易出现日常能力损害,多功能域受损的 MCI 比单一功能域受损的 MCI 易出现日常能力损害。Marshall 等研究发现社会功能问卷(FAQ)中的部分调查项目可很好地区分认知水平正常人群及 MCI 人群(Ⅱ级证据),提示复杂日常功能评估能够帮助识别和诊断 MCI 患者。Hsiao 及 Triebel 的研究显示 FAQ 分数升高及理财能力下降预示着 MCI 向 AD 转化(Ⅱ级证据)。Luck 等研究发现执行医疗保健计划、持家、购物、使用公共交通工具等能力受损可作为预示 MCI 向 AD 转化的指标(Ⅱ级证据),提示工具性日常能力和社会功能损害可用于预测 MCI 向 AD 转化。

由于对患者自知力状况缺乏定论,且知情者可能存在判断偏差,应当根据二者的报告综合评估患者的日常能力。如条件许可,可采用让患者直接完成工具性日常能力相关任务及系统性访谈等方法以判断其能力的改变。评价日常能力常用的量表可由患者及知情者分别完成,主要包括老年人认知功能减退知情者问卷(IQCODE)、社会功能问卷(FAQ)、日常认知问卷(ECOG)等。根据表现评估患者日常生活能力的工具包括全天任务测试(DOT)、功能状态直接评估(DAFS)等。

推荐:应当对所有 MCI 患者进行工具性日常能力或社会功能的检查。(B级推荐)

不仅应当根据患者本人和知情者提供的材料综合评价患者日常活动能力,条件许可时,尚需结合患者完成给定的工具性日常能力相关任务的完成情况来判断日常活动能力的改变。(专家共识)

(三)精神行为症状的评估

精神症状包括幻觉、妄想、淡漠、意志减退、谵妄、抑郁、焦虑、易激惹等。行为异常包括徘徊、多动、攻击、暴力、睡眠障碍等。MCI 患者精神行为症状患病率介于正常老年人和痴呆患者之间,社区以及门诊 MCI 患者有一种精神行为症状的比例为 36.7%～70.3%,最常见的症状为淡漠、抑郁、焦虑和夜间行为紊乱。随访研究发现精神行为症状是 MCI 向痴呆转化的危险因素,而且,即使是轻度的精神行为症状也会增加 MCI 向痴呆或 AD 转化的风险(Ⅰ级证据)。精神行为症状数目越多、程度越重,MCI 转化为痴呆的风险越高,恶化的速度越快(Ⅰ级证据)。此外,精神行为症状加重 MCI 患者照料者的负担。因此,临床应对精神行为症状进行关注和评价。

临床和研究中,综合评估精神行为症状最常使用神经精神问卷(NPI),该问卷包含 12 项评定内容,每项包含筛检问题和若干子问题。该问卷主要询问照料者,包括各项症状的频率、严重程度及照料者苦恼程度。在使用过程中,Kaufer 等在简化 NPI 内容的基础上编制了简明神经精神问卷(NPI-Q),每项症状用相应的提示性问题给予解释,简短可靠,适合于临床应用。近年来,新的神经精神问卷——临床医师等级评定量表(NPI-C)问世,该量表增加了攻击和异常发音两个症状域和分布于不同症状域的多个子问题。与 NPI 不同的是,临床医师除询问照料者外,还依据患者的回答和自己的观察,作出等级评定,降低了由于照料者文化背景、教育水平、情绪问题和认知障碍等因素带来的干扰。其他全面性评估方法包括简明神经病评定量表,阿尔茨海默病病理行为评分量表和阿尔茨海默病评定量表等。特殊类型神经精神症状的评估工具有冷漠评估量表,康奈尔痴呆抑郁量表,柯恩-曼斯菲尔德激越情绪行为量表等。

推荐:如临床症状提示有精神行为症状,应当对 MCI 患者进行精神行为症状评估,用于指导诊断和治疗。(A级证据)

五、体液检测

实验室体液检查对 MCI 的病因诊断和鉴别诊断具有重要作用。

(一)血液检查

认知障碍可由代谢、感染、中毒等因素所导致,相关检查可帮助诊断。对伴有意识错乱、发展迅速或者症状不典型的患者,血液检测可能为病因诊断提供重要的参考价值。MCI 患者血液检测目的:①揭示 MCI 的病因;②发现潜在的危险因素;③发现潜在的伴随疾病或并发症。

欧洲"AD 和其他痴呆疾病指南"建议对所有首次就诊的痴呆患者进行以下血液学检测以揭示痴呆的病因或伴随疾病:红细胞沉降率、全血细胞计数、电解质、血钙、血糖、肝肾功能和甲状腺素水平,有些患者还需要进行更多的检测,如维生素 B_{12} 检测、梅毒血清学检测、艾滋病相关检测。MCI 患者可以借鉴,也可以根据临床提示进行选择性检查。

(二)脑脊液检查

脑脊液中 Tau 蛋白能够反映脑内神经元和轴索变性,Aβ 42 降低则反映了类淀粉蛋白的沉积,两者都与 AD 的特征性病理变化有关。研究发现 MCI 患者的这两项指标介于 AD 和正常对照之间,88％的 MCI 患者脑脊液中 Tau 蛋白增加,Aβ 42 降低,基线期和随访期这一变化持续存在。

脑脊液中 Tau 蛋白增加和 Aβ 42 降低还是预示遗忘型 MCI 病情进展或向 AD 转化的指标,通过多中心大样本的研究发现,与稳定的 MCI 相比,发展成 AD 的 MCI 患者的平均 Aβ 42 水平低,总 Tau 蛋白水平高,两个指标联合预示转化的敏感性和特异性分别为 83％ 和 72％,即 MCI 患者脑脊液中 Aβ 42 降低及 Tau 蛋白升高同时出现,其进展为 AD 的可能性极大(Ⅰ级证据)。

MCI 患者 Aβ 脑组织沉积,最先出现异常,其可通过脑脊液或 PET 技术检测出来,从 Aβ 过度沉积到出现临床症状可间隔 10 年。

遗忘型 MCI 患者脑脊液中不仅 Tau 蛋白总量增高,异常磷酸化的 Tau 蛋白也高于对照,Mate 分析发现脑脊液异常磷酸化 Tau 蛋白是诊断 MCI 的有效指标,对区别正常对照和 MCI 的敏感性和特异性分别为 79.6％ 和 83.9％,对预示 MCI 进展的敏感性和特异性为 81.1％ 和 65.3％(Ⅰ级证据)。

但应当注意,以上各个指标尤其是 Aβ 42 水平在不同的研究中心差别非常大,需要制定一个标准化的分析技术,但至今此技术制定工作仍正在进行中。

(三)推荐

推荐所有首次就诊的患者进行血液学检测,如:全血细胞计数、红细胞沉降率、血电解质、血糖、肝肾功能和甲状腺素水平。必要时,可进行维生素 B_{12}、梅毒血清学、HIV 检查等。(专家共识)

对遗忘型 MCI 患者可进行脑脊液 Tau 蛋白和 Aβ 42 的检查,以早期发现 AD 患者。(A 级推荐)

六、影像学检查

神经影像学检查是 MCI 诊断和鉴别诊断的常用手段。临床常用 CT 和 MRI,一些情况下还可选用 PET 或 SPECT,但后两者常用于研究工作中。

(一)CT 和 MRI

1. 头颅 CT

头颅 CT 在发现可干预性病因导致的 MCI(如梗死、肿瘤、血肿、脑积水等)中应用最广泛,但对细微结构(如内嗅皮质和海马)难以准确显示,所以,对 MCI 的诊断和鉴别诊断作用有限。但由于其快速、方便、经济,CT 仍是 MCI 患者检查中最常用的神经影像学诊断方法,对临床怀疑颅内病变导致的 MCI 可首选。

2.头颅 MRI

头颅 MRI 对脑组织的细微病变更敏感,能够提高 MCI 病因诊断的特异性,在 MCI 的临床和研究中应用越来越普遍。

(1)MRI 结构影像:MRI 结构影像可以显示大脑的不同病变(梗死、白质病变、脑肿瘤、脑积水、脑萎缩等),有助于 MCI 的病因诊断和监测病情进展。

遗忘型 MCI 最常见的脑局部变化是海马和内嗅皮质的萎缩。海马体积是区分遗忘型 MCI 与正常对照的最敏感指标,敏感性达 70%～79%(Ⅱ级证据)。遗忘型 MCI 患者的内嗅皮质萎缩程度与海马相近,两者较正常老年人萎缩分别达 13% 和 11%,应用内嗅皮质体积为指标,可以把 66% 的 MCI 与正常对照区别,敏感性不如海马(在同一组患者中,后者的敏感性为 70%),结合两者,能够使敏感性提高(Ⅱ级证据)。应用自动 MRI 测量分析方法,内嗅皮质厚度、海马体积的厚度识别 MCI 的敏感性和特异性分别为 74%～90% 和 91%～94%,而且与脑脊液 Tau 蛋白、异常磷酸化 Tau 蛋白以及 Aβ42 的水平密切相关,提示这些指标能够反映潜在的病理变化(Ⅱ级证据)。海马和内嗅皮质萎缩还是预示遗忘型 MCI 向 AD 转化的可靠指标(Ⅰ级证据)。

MCI 患者大脑其他变化包括皮质灰质减少、脑室增大、MRI 白质高信号增多,但缺乏特异性,临床意义不如海马和内嗅皮质的测量。

(2)磁共振波谱(MRS):MRS,是利用磁共振现象和化学位移作用进行特定原子核及其化合物定量分析的方法。其主要包含 N-乙酰天门冬氨酸(NAA)峰、胆碱(Cho)峰、肌酸(Cr)峰、乳酸(Lac)峰、肌醇(MI)峰和脂质(Lip)峰。

遗忘型 MCI 患者典型的 MRS 表现为 NAA、Cho、Cr 峰降低,NAA/MI 比率降低,其中 NAA/MI 比率的降低对 MCI 患者有重要的诊断意义。MRS 与 MRI 结构影像对于区分不同类型的 MCI 患者可起到相互补充的作用,对于遗忘型 MCI 患者,特别是没有海马萎缩的患者,MRS 的价值更为突出。

(3)血氧水平依赖功能磁共振成像(BOLD-fMRI):BOLD-fMRI 基本原理是血氧合水平依赖(BOLD),当脑区进行功能活动时,局部血流量增加,超过局部的耗氧量,使该部位的脱氧血红蛋白减少,后者是一种顺磁性物质,它的减少导致局部的磁共振信号增加,通过数据处理,可以得到脑区激活图。将神经心理测验和 fMRI 相结合,可以帮助了解患者不同认知域变化时脑功能的改变,不仅为 MCI 患者的认知障碍提供客观依据,还为探讨认知障碍的机制提供了一种直观的方法,该方法目前主要用于研究工作。

目前大量研究表明,各种原因所致的 MCI 在 BOLD-fMRI 中都会显示出一些相对特异性的大脑默认网络模式改变,只是这种模式尚无统一的标准。

3.推荐

推荐对首次就诊的 MCI 患者进行头颅结构 MRI 检查。(A 级推荐)

（二）PET 和 SPECT

核素成像是把示踪核素标记的化合物注入人体,利用核素显像技术检查组织或器官,不仅能够观察结构的变化,还能够了解组织器官的血液灌注和代谢情况,以及探讨功能的变化。常用的核医学影像技术是 PET 和 SPECT。

遗忘型 MCI 患者的核医学影像主要表现为海马、颞顶叶和后扣带回的灌注及代谢降低。有研究显示遗忘型 MCI 患者的海马葡萄糖代谢降低,双侧颞顶叶葡萄糖代谢率和血流灌注较正常老年人低,而且颞顶叶低葡萄糖代谢是预示遗忘型 MCI 转化成 AD 的可靠指标（Ⅰ级证据）。

脑内 Aβ 过度沉积及引发的级联反应是 AD 发病的重要机制。临床上,相当部分遗忘型 MCI 患者是早期 AD,所以,及早发现脑内 Aβ 沉积有助于识别遗忘型 MCI 患者,并可以监测病情的进展和治疗效果。研究发现,C11 标记的匹兹堡 B 复合物可以附着于脑内 Aβ,通过 PET 成像,显示脑内 Aβ 沉淀的水平和部位,有望成为一种 AD 早期诊断手段。然而并非所有的 MCI 患者均推荐 Aβ PET 成像,相关指南提出 Aβ PET 成像最适合于病因不明确及治疗方案需要调整的 MCI 患者。

对经临床检查和结构影像检查仍不能明确病因的 MCI 患者,有条件时,可考虑行 PET 检查,以确定病因诊断。（专家共识）

七、治疗

MCI 是一组异质性人群,所以对其防治无统一方案。其原则是:①识别及控制危险因素进行一级预防;②根据病因进行针对性治疗,或对症治疗,进行二级预防;③在不能根治的情况下,尽量延缓病情,进行三级预防。

（一）识别及控制危险因素

MCI 的危险因素很多,包括:①人口学因素,老龄、性别、低教育水平、低社会支持、未婚等;②血管危险因素,高血压、糖尿病、高脂血症、心脏病、动脉硬化、肥胖、高同型半胱氨酸血症等;③脑卒中:卒中病灶的体积、部位,脑白质病变等;④遗传学因素:ApoEε 4 基因、Notch3 基因突变等;⑤系统性疾病:肝功能不全、肾功能不全、肺功能不全等;⑥代谢性疾病:维生素缺乏;⑦内分泌疾病:甲状腺功能低下;⑧中毒:酒精中毒、毒品滥用等。这些因素可以相互交叉。

高血压是脑卒中的持续、独立危险因素。对 1259 位 65 岁以上的老人随访 7 年,发现高血压患者患血管性痴呆的风险是非高血压患者的 1.8 倍,提示高血压是血管源性 MCI 的独立危险因素。按认知域划分,高血压可增加遗忘型 MCI 和非遗忘型 MCI 的发病风险。8 项多中心、前瞻性、大规模、双盲、单盲、安慰剂对照研究探讨长期控制血压对预防血管性认知障碍和痴呆的作用,结果并不一致,3 项显示有效（Ⅰ级证据）,5 项为无效（Ⅰ级证据）。Feigin 等对 SHEP、Syst-Eur、PROGRESS、SCOPE 研究进行 Meta 分析,发现控制血压可使脑血管病患者发生认知障碍和痴呆的相对危险度下降 20%,与安慰剂相比接近有统计学意义,但组间差异非常大(95%可信区间为0.63～1.02,$P=0.07$)(Ⅰ级证据)。所以,在一般人群中,目前降压治疗对认知障碍的预防作用仍没有定论,对有脑血管病的高危人群可能对预防再卒中起一定作用。

糖尿病不仅影响患者的记忆能力,还累及其他的认知域。加拿大健康和衰老研究对5574位老年人随访5年,发现糖尿病患者患血管源性MCI的风险是非糖尿病者的1.68倍。Meneilly等对16名老年2型糖尿病患者在口服降糖药之前及治疗6个月后进行认知测查,发现治疗后患者各项认知测验明显好转,提示控制糖尿病对认知的保护作用(Ⅳ级证据),但是不能排除患者试验中的学习因素。目前尚缺乏对老年2型糖尿病患者控制血糖和认知障碍关系的大规模、随机对照研究。

高脂血症是认知障碍的另一个危险因素。2项病例对照研究发现他汀类降脂药能够降低患认知障碍的风险(均为Ⅱ级证据),但是2项随机、双盲、安慰剂对照研究提示治疗组和安慰剂组的认知下降程度没有差别(Ⅰ级证据)。研究提示他汀类药物对卒中的保护作用需要3年的时间才能显现出来,所以不能排除这些阴性结果和治疗及随访时间太短有关。关于降脂药防治认知障碍的作用需要更多的研究。

尽管目前对控制危险因素防治MCI的作用尚不能确定,但是积极防治危险因素能够降低认知障碍的发生,改善老人的健康状态,所以,应当积极控制危险因素。

(二)MCI的治疗

MCI的治疗主要包括适度的身体锻炼、生活行为干预、认知训练、进行社交及做一些益智的活动。

1. 对因治疗

应当根据MCI的病因进行针对性治疗,如叶酸、维生素B_{12}缺乏导致的MCI需补充叶酸和维生素B_{12};甲状腺功能低下导致的MCI应当进行激素替代治疗;脑卒中导致的MCI应当积极治疗脑卒中,尽量减轻认知障碍后遗症;对酒精中毒导致的MCI应补充维生素B_1。

对怀疑变性病导致的MCI目前没有对因治疗的药物,对存在预示发展成AD、DLB指标的患者可以试用胆碱酯酶抑制剂等药物,但应当实行个体化方案,并进行疗效监测。

2. 对症治疗

目前为止,改善认知障碍的药物非常多,包括吡咯烷酮类制剂、麦角生物碱类制剂、钙离子拮抗剂、银杏叶提取物、胆碱酯酶抑制剂、离子型谷氨酸受体拮抗剂等,但是截至目前,还没有FDA批准的治疗MCI认知症状的药物。

药物治疗对遗忘型MCI患者疗效有限。目前关于药物治疗MCI的利弊还有待商榷。

吡咯烷酮类药物主要促进脑神经细胞对氨基酸、磷脂及葡萄糖的利用,提高神经细胞的反应性和兴奋性。研究发现吡咯烷酮类药物可改善认知障碍的总体功能(Ⅱ级证据),但更详细的检查却不能显示其效果。

麦角生物碱类药物具有阻滞α受体、增加环磷酸腺苷、扩张脑毛细血管、增加脑供血的作用,还能改善脑对能量和氧的利用,直接兴奋多巴胺和5-羟色胺受体,促进相关递质的释放。

研究发现尼麦角林(麦角溴烟酯)对痴呆和认知障碍可能有一定改善作用(Ⅱ级证据),但目前尚没有针对 MCI 诊断标准的患者进行的疗效研究。

钙离子拮抗剂尼莫地平可选择性作用于脑血管平滑肌,扩张脑血管、增加脑血流量、减少血管痉挛引起的缺血性脑损伤,一项小样本、非安慰剂对照研究提示尼莫地平能够改善 MCI 患者的记忆和注意功能(Ⅳ级证据),但尚缺乏大样本、随机、双盲、安慰剂对照研究。

银杏叶提取剂主要成分是从中药银杏中提取的黄酮类和萜类活性成分,具有较强的自由基清除作用和神经保护作用,可抑制细胞膜脂质过氧化反应,并具有扩张血管、增加血流和抗血栓形成作用。但是两项大规模的单独使用银杏叶制剂和一项银杏叶制剂合并多奈哌齐防治 MCI 的随机、双盲、安慰剂对照研究发现,银杏叶制剂对延缓正常老人记忆力下降有轻微作用(Ⅰ级证据),但不能抑制 MCI 转化成痴呆(Ⅰ级证据)。

胆碱酯酶抑制剂能够抑制脑内的胆碱酯酶对乙酰胆碱的水解,增加脑内乙酰胆碱的水平,改善认知,是轻中度 AD 的首选药物。8 项胆碱酯酶抑制剂防治 MCI 的随机、双盲、安慰剂对照研究(其中多奈哌齐 2 项,加兰他敏 3 项,卡巴拉汀 3 项),时间为半年至 4 年,绝大多数结果显示这些药物不能减低 MCI 向痴呆的转化率,而且不良反应较安慰剂组大(Ⅰ级证据)。只有一项试验提示多奈哌齐在干预初始 12 个月内转化率低于对照组,但 3 年结束时两组转化率无差别(Ⅰ级证据)。一项卡巴拉汀试验发现该药能够降低女性 BuChEwt/wt 基因型 MCI 患者的 AD 发生率,减缓功能减退以及脑室扩大、脑萎缩和脑白质丢失的程度(Ⅰ级证据)。

离子型谷氨酸受体拮抗剂,如盐酸美金刚能阻断谷氨酸浓度病理性升高导致的神经元损伤,从而改善认知状况。目前盐酸美金刚对中至重度认知障碍的疗效较为肯定,但对 MCI 患者疗效尚缺乏有效证据。

(三)推荐

临床应积极寻找 MCI 的病因,以期对可治的病因进行针对性治疗。(专家共识)

根据现有循证医学证据,治疗 MCI 的药物疗效有待进一步证实。

八、主观认知障碍

(一)概念

主观认知障碍(Subjective Cognitive Impairment,SCI),或主观记忆障碍(Subjective Memory Impairment,SMI),主观认知减退(Subjective Cognitive Decline,SCD),也有人称为轻度认知障碍前期(Pre-MCI)等均是指同一概念,此处统一称为 SCI。SCI 是个体主观上,也就是自己觉得记忆或认知功能下降或减退,而客观检查没有明显的认知障碍的状态即中老年人自觉记忆减退或障碍而没有明确的疾病原因。相对应的 MCI 是指有或无主观记忆及认知功能减退的主诉,同时客观上的检查有记忆或认知功能下降或减退。

SCI 尽管还有些争议,但已逐渐被接受。一些学者认为 SCI、MCI 和 AD 是一个疾病谱的系列进展过程。SCI 的临床意义并不是很明确,有学者曾定义为非常轻度认知功能减退等类似的概念,即主诉有记忆障碍但没有临床神经心理评估和功能障碍的证据。

SCI 在老年人和老年社区比较常见,可以发生在没有客观证据的认知障碍健康人群,因其与情绪和个性性格关联,所以流行病学调查很难得到准确的数字。有限的一些调查显示 SCI 在老年人中的发生率为 $25\% \sim 56\%$,而且随着年龄的增加而增加,与低教育程度成反比。最近的研究证实 SCI 并不是与年龄相关的必然现象,其预示认知功能的减退,是痴呆的危险因素。

曾有研究认为 SCI 与抑郁症、焦虑、某些人格特质或压力有关。但最近的更多研究证实 SCI 并不是与年龄相关的现象,可以预示认知功能减退,是痴呆的危险因素。

(二)SCI、MCI 与痴呆区别

老年人的认知功能下降常常是逐渐发生的。阿尔茨海默病(AD)的神经病理改变多发生在痴呆出现前 $10 \sim 20$ 年。想要早期预防和治疗 AD,早期发现敏感性的预示指标是非常重要的。如果能在"患者已知而医师未知阶段"得到明确诊断与治疗,将会极大地缓解患者的痛苦,甚至得到治愈。

有研究证实 SCI 并不是与年龄相关的现象,能预示认知功能减退,是痴呆的危险因素,AD 的尸检也证实 SCI 与 AD 的病理变化密切相关。

SCI 是诊断 MCI 的主要依据之一,而 MCI 患者有更多的可能发展成为痴呆。在 MCI 的个体,其日常生活功能没有明显受损,并能保持较完整的认知能力,但有证据表明在一些特定的认知领域的下降超过本人的预期,长期纵向的跟踪研究,MCI 每年转变为可能的 AD 率为 $10\% \sim 15\%$。SCI 最近已被视为一个潜在的 MCI 前期,是痴呆的一个危险因素。

对于 SCI 患者的影像学研究显示海马较小,内嗅皮层萎缩,内侧颞叶、额顶叶和海马旁灰质密度减低,与载脂蛋白 E 4 相关联。有研究表明,在 SCI 群体的脑 PIB 滞留明显高于没有 SCI 的人群,即使是在纠正抑郁因素后,结果仍然一样,所以笔者认为 SCI 可能是 AD 的早期客观指标。

功能磁共振研究显示 SCI 患者海马旁的代谢减低和明显增多的老年斑沉积,所以 SCI 认知功能减退反映了脑的早期结构和分子改变。生物标志物的研究发现,AD 的生物标志物在 SCI 患者中较健康对照人群更常见。这些研究预示 SCI 是 AD 的最早阶段或至少为 AD 的更早期诊断提供可能,同时将 AD 的早期治疗和干预的时间窗提前。

美国哈佛大学的研究小组应用 PET-PiB 和功能核磁检查主诉认知功能减退的人群,有老年斑沉积和神经变性的人群 SCI 比率明显高。所以老年斑和神经变性与 SCI 呈正相关。

(三)SCI 预后

关于 SCI 的预后,多数以是否演变成痴呆作为结果判定标准。最近的一项在 55 岁及以上人群的跟踪 9 年的研究结果显示:在高学历的人群组,SCI 人群发生 AD 的风险是非 SCI 人群的 3 倍,但在低教育人群(初级教育或以下),SCI 人群发生 AD 的风险只是非 SCI 人群的 1.5 倍。纵向的 SCI 与认知功能下降的关系研究逐渐增多。一项基于社区老年人的研究,两年内 SCI 组发展成痴呆的危险为正常对照组的 4 倍。一项长期随访的研究结果显示,随访 7 年后,认知障碍的发生率,SCI 组较非 SCI 组高 4.5 倍,而且 54% 的 SCI 发展成 MCI 或痴呆。非 SCI 组只有 15%。主观记忆障碍是诊断 MCI 的主要依据之一,发展为痴呆的风险也明显高于非 SCI 人群,所以应该引起足够重视。

(俞春江,岳辉,蔡灵钰)

第五节　其他类型痴呆所致的神经认知障碍

本节主要介绍较为少见的其他类型痴呆所致的神经认知障碍,这些痴呆类型尽管并不占痴呆疾病谱群的多数,但部分致痴呆的原发疾病(如帕金森病、脑肿瘤等)并不少见,早期症状难与前述几种常见的痴呆类型相鉴别,并时有共病现象发生,但又因病因和发病机制的不同而各有其特征。

一、概述

其他类型痴呆所致的神经认知障碍主要是指符合痴呆诊断标准,在病因学上属于原发于神经系统的疾病、发生于神经系统以外但同时累及神经系统的疾病,同时在痴呆分型构成比中属于相对少见的神经认知障碍。临床较为常见的是路易体痴呆、额颞叶痴呆、帕金森病性痴呆、亨廷顿病、物质/药物依赖性痴呆、人类免疫缺陷病毒(HIV)感染性痴呆、朊病毒病性痴呆等。这些类型的痴呆在发病率、病因、发病机制、治疗与康复策略和临床转归等方面与前述的 AD、VaD 都不尽相同,但就其原发病(病因)而言,并不少见,只不过它们所致的神经认知障碍并不都会发展到痴呆的地步。因此,了解它们的临床特点、诊断标准对于早期甄别、早期防治十分重要。

二、临床表现

多数情况下在疾病发展的高峰期,不同病因的痴呆所致的神经认知障碍都具有各自鲜明的临床特点,但在疾病的早期,又存在许多的共性,这就为临床早期诊治制造了许多难题。下面简要介绍几种临床上较为常见的其他类型痴呆的临床特点和诊断标准。

(一)路易体痴呆

路易体痴呆(DLB)是一种在临床和病理上都介于帕金森病性痴呆和 AD 性痴呆之间的特殊痴呆类型。在普通老年人群中的发病率大约是 0.1%～0.5%,占所有痴呆案例的20%～35%,男女患病比例约为 1.5:1。值得注意的是,该型痴呆患者同样也是隐匿起病并逐渐进展,但在进展性的认知损害(复杂的注意力和执行功能的早期改变,而不是学习与记忆)背景下,还有以下特色鲜明的临床特点。

(1)反复、复杂、"真实"而生动的视幻觉或其他感觉形式的幻觉、抑郁和妄想。

(2)早期同时出现快速眼动期的睡眠行为障碍症状。

（3）通常在认知症状发生 1 年后才出现的自发性帕金森综合征症状（如肢体震颤、肌肉僵硬、随意动作减少等），见表 2-6。

这些症状波动的模式与谵妄相似，但又找不到导致谵妄的潜在病因，而症状学上的多样化和戏剧性变化也使得单次的临床观察很难做出恰当的诊断，因此该型痴呆经常被误诊或漏诊。

表 2-6　路易体痴呆的临床表现

分类	表现形式
核心表现	波动性认知功能障碍
	反复发作的视幻觉
	自发性帕金森样症状
提示性表现	快速眼动期（REM）睡眠障碍
	对神经安定药异常敏感
	PET/单电子发射计算机体层摄影（SPECT）示纹状体多巴胺能转运蛋白摄取减少
支持性表现	反复跌倒和晕厥
	短暂性意识丧失
	严重自主神经功能障碍
	其他形式的幻觉、妄想、抑郁
	神经影像学显示颞叶内侧结构相对保留
	功能神经影像学示枕叶视皮质功能减低
	^{133}I-间碘苄胍（^{133}I-MIBG）标记的心肌显像摄入减低
	脑电图（EEG）慢波明显伴颞叶短暂性尖波

（二）额颞叶痴呆

通常发生于 50～59 岁，约 40%的患者具有家族史，10%表现为常染色体显性遗传。人群发病率估计为 0.02‰～0.05‰，约占所有痴呆病例的 5%。尽管疾病发展模式也属于逐渐进展式，但与 AD 相比，患者的生存期更短且衰退得更快，平均生存期在症状出现后 6～11 年和诊断后 3～4 年。CT 或 MRI 能够显示的独特的脑萎缩模式和神经病理特征造就了几个不同的临床综合征，分别特征性地表现为进展性的行为及人格改变和（或）语言变异。其中，行为和人格的改变突出表现在不同程度的情感淡漠或行为脱抑制，患者的社交行为、社交风格都可能发生难以理喻且不恰当的变化，行为也缺乏计划性和组织性，注意力、判断力和执行能力都存在困难，但学习和记忆方面却保持相对的完整。此类患者在 CT 和 MRI 上主要表现为前额叶（特别是内侧额叶）和前颞叶萎缩；语言变异则通常表现为逐渐起病的原发性进展性失语，患者可表现为语法错乱、单词理解障碍；或说话费力、断断续续、自言自语、韵律失真等。此类患者的 CT 和 MRI 常显示左后侧额岛、左后侧外侧裂或顶叶萎缩。

（三）帕金森病性痴呆

帕金森病（PD）是一种以运动障碍为主要临床症状，同时伴有认知、情感等非运动症状的中枢神经系统变性疾病。从症状分类来看，神经认知障碍症状属于非运动症状，经常出现在疾病早期,但绝大多数在疾病的晚期才达到痴呆的水平。临床上经常可见 PD 与 AD、脑血管病、脑血管病所致的 VaD 共存现象。多个病理性特征的相互交错和叠加影响不仅加重了 PD 患者运动、情感、认知等领域的功能障碍,也加大了诊治和康复的难度。该型痴呆最大的临床特征是认知衰退发生在 PD 之后,且必须是渐进式发展的。临床可能的 PD 性痴呆的诊断必须符合以下两个条件。

(1)有一个先前早已确诊的 PD 背景。

(2)没有证据表明有其他疾病促成患者当前的认知衰退的前提下,才能做出诊断。

上述两者缺一,只能诊断为可疑的 PD 性痴呆。

(四)亨廷顿病神经认知障碍

亨廷顿病神经认知障碍是亨廷顿病(HD)的临床终点,由于该病的病理机制已被明确为第 4 号染色体编码三核苷酸 CAG 的重复扩增所致,故被划归为遗传性最强的痴呆亚型。它的全球患病率为0.027%,北美洲、欧洲、大洋洲的发病率是亚洲的 12 倍左右。HD 诊断的平均年龄约为 40 岁,但年龄跨度可以很大。运动障碍(运动迟缓、舞蹈病)和进展性认知损害是 HD 的两大核心临床特征。HD 的认知损害突出表现为以下两个特点。

(1)早期出现问题处理速度、组织和计划能力等执行力的改变,而记忆和学习能力相对保持完整。

(2)认知与相关行为的改变往往先于典型的运动障碍出现。

靶基因检测是 HD 诊断的最重要依据,神经影像学显示的基底神经节(尤其是尾状核、豆状核)的体积缩小只能作为辅助诊断证据。

(五)物质/药物依赖性痴呆

物质/药物依赖性痴呆特指因长期的物质/药物依赖而导致的,持续时间超出该物质/药物中毒和急性戒断的通常病程的重度神经认知障碍(痴呆)。因此它的诊断必须符合以下 5 个标准。

(1)符合痴呆的诊断标准。

(2)认知损害不仅仅发生在谵妄时,持续时间超出该物质/药物中毒与急性戒断的通常病程。

(3)所涉及的物质/药物在使用时间段和使用范围内能够产生认知损害。

(4)认知缺损的时间与物质/药物的使用和守戒的时间相符合。

(5)患者的神经认知障碍症状不能归因于其他躯体疾病,也不能用其他精神疾病来更好地解释。

尽管物质/药物依赖的发病率数据能达到标准,但由其所致的神经认知障碍的患病率是未知的,从逻辑上推断更容易出现在年龄偏大、长期使用物质/药物、有其他风险因素如营养缺乏的个体。不同的物质或药物依赖可导致不同的神经认知障碍症状。例如,相比其他认知域,长期使用镇静、催眠或抗焦虑药物的患者更容易出现记忆力方面的严重障碍,而长期酗酒所导致的认知障碍模式往往同时累及患者的执行力、学习力和记忆力,与慢性酒精中毒密切相关的柯萨科夫综合征,临床特点就是患者出现显著性的遗忘(新知识学习的严重困难伴随着快速的遗忘和虚构)。

(六)人类免疫缺陷病毒(HIV)感染性痴呆

临床上,HIV 感染突出表现为严重的免疫缺陷并经常导致机会性感染和肿瘤。大约有 1/3～1/2 的 HIV 感染个体可发展为皮质下模式的神经认知障碍,但只有不到 5％ 的个体达到痴呆的诊断标准。临床上,HIV 感染性痴呆的突出表现为显著的执行力减退,信息处理速度减慢,患者在处理需要注意力高度集中的任务时存在困难,记忆力相对保存较好,语言障碍不常见。此类痴呆的诊断首先必须同时符合 HIV 感染和痴呆的诊断标准,同时患者的痴呆症状不能用非 HIV 感染(包括 HIV 感染所引起的继发性脑病或脑膜脑炎)、其他躯体和精神疾病来更好地解释。

(七)朊病毒性痴呆

朊病毒是一类新型的不含核酸的蛋白感染因子,又称朊病毒蛋白(PrP),可引起人和动物的大脑出现亚急性海绵状脑病。由朊病毒所致的痴呆是目前唯一一种具有明确传染性的痴呆类型,尽管患病率极低,但生存期极短(通常只有数月),且缺乏一个从轻度到重度的演变过程。最突出的大脑病理特征是亚急性海绵状脑病,尽管已开发出一些生物学诊断标志物,如脑脊液中的 14-3-3 蛋白和 MRI 上显示的皮质下和皮质区多处高密度信号等,但最终的确诊仍需要通过活检或尸检。临床上以进行性痴呆、小脑性共济失调、泛发性肌阵挛及特异性脑电图异常为特点,主要由克-雅病(CJD)、疯牛病、库鲁病、格斯特曼综合征和致死性失眠症等疾病构成。

三、诊断与鉴别诊断

上述各型痴呆的临床诊断参照本章第一节中介绍的痴呆诊断通用流程,即首先必须符合痴呆的诊断标准,然后根据各型痴呆的临床特点、神经影像学、实验室检查结果等信息做出病因分型诊断,最后还需要通过排除法论证患者的痴呆症状不能归因于其他躯体和精神疾病。由于此节介绍的多数痴呆类型缺乏"一锤定音"的生物学诊断标志物,除外罕见的朊病毒性痴呆,许多类型痴呆的早期症状并不典型,而且临床经常出现的共病现象也使得患者的痴呆症状谱群和发展模式扑朔迷离,加大了诊断和鉴别诊断的困难。因此,为了减少误诊和漏诊,详细的病史询问、体格检查和动态的神经影像学和其他实验室诊断标志物的检查尤为重要。部分痴呆类型还可以采取诊断性治疗措施,例如:路易体痴呆患者常对神经安定类药物特别敏感,而额颞叶痴呆对胆碱酯酶抑制剂无效等。考虑到国内的脑活检率和尸检率都极低,绝大多数类型痴呆患者的生前和死后确诊难度极大,因此在实际临床工作中,应尽可能紧扣相关疾病的诊断标准,做出可能/很可能的某型痴呆的诊断。

四、治疗原则与康复治疗

(一)治疗原则

由于病因、发病机制和临床特点各不相同,上述痴呆分为药物治疗和非药物治疗两大类。

药物治疗还可进一步分为针对病因和发病机制的药物治疗和改善痴呆相关症状的药物治疗。在药物的选择上,尽可能遵循循证医学证据,选择最佳药物治疗组合。例如,胆碱酯酶抑制剂和盐酸美金刚在治疗帕金森病性痴呆、路易体痴呆方面有较多的支持性循证医学证据,但在治疗额颞叶痴呆方面的证据几乎都是无效甚至负面的证据。非药物治疗除外常规的饮食干预、心理治疗、康复治疗和并发症治疗等,一些类型的痴呆,如帕金森病性痴呆还可选择立体定向损毁术、脑深部电刺激植入、神经干细胞移植术、重复经颅磁刺激等外科和非外科手段。

（二）康复治疗

遵循本章第一节介绍的神经认知障碍康复原则,根据不同的病因、发病机制和临床特点选择最佳的康复手段。康复措施主要分为三大类。

（1）针对原发病的康复治疗,如帕金森病的步态与平衡训练等。

（2）针对痴呆症状的康复治疗。

（3）针对痴呆其他相关症状（如 BPSD 症状等）的康复治疗,以及改善日常生活能力,减少或预防并发症的康复治疗。

（王莉,夏妍,吴思雨）

第六节　脑外伤所致的神经认知障碍

尽管坚实的颅骨像一个天然的头盔保护着我们的大脑,大脑仍然容易受到各种外伤,而且随着物质生活的不断丰富、交通的便利、工业生产的大型化和集约化,各种户外活动也随之大幅增加,同时伴随着地理和社会的不稳定,各种脑外伤呈逐年增加的趋势。在 50 岁以下的人群中,脑外伤是常见的致死和致残原因,也是 35 岁以下男性死亡的第二位原因。大约一半的严重脑外伤患者不能存活,即使存活也存在各种后遗症,其中以神经认知障碍最为突出。

一、概述

脑外伤是指由各种外力直接或间接作用于脑组织所造成的短暂性/可逆性或永久性/不可逆性伤害。即使外力没有穿透颅骨,颅骨保持完整,如突然的头部加速或减速运动,也可与猛烈撞击头部一样造成脑组织的冲击伤和对冲伤。同时,严重的脑外伤还会牵拉、扭曲或撕裂颅内的神经、血管及其他组织,破坏神经通路或引发出血、水肿、颅内高压以及一系列诸如慢性炎症、细胞凋亡、瘢痕增生等次生性病理损伤。损伤轻者常出现短暂的意识障碍,严重者可直接导致昏迷甚至死亡。几乎所有的幸存者都存在创伤后遗忘,并残留有程度不一、症状各异的神经系统症状、体征和功能障碍,其具体表现取决于外伤所致脑组织损害的部位、严重程度、持续时间和救治效果。神经认知障碍是脑外伤幸存者中最为常见的后遗症之一。

脑外伤所致的神经认知障碍可单独出现,但更常与躯体、心理和精神行为障碍同时或先后出现。可以在外伤后立即出现;也可随着损伤的病理演变而相继出现,甚至延迟很长时间之后才出现;可以某些固定的症状和模式短暂出现,也可呈持续叠加、恶化的方式出现。因此,在诊治与康复过程中需要根据损伤的性质、严重程度和症状的变化定期评估,及时调整方案。

二、临床表现

如前所述,脑外伤既可产生即时和直接的脑组织损伤,也可引发延迟和次生的损伤,同时还可能对患者的精神心理产生负面影响,这些都使得脑外伤患者的神经认知障碍症状在时间、程度、种类、表达形式、治疗反应的五维空间里错综复杂。多数情况下,脑外伤所致的神经认知障碍与脑外伤程度密切相关,但两者之间并不存在天然的对应。患者的年龄、外伤前的脑功能状况、是否得到及时有效的救治等也是影响神经认知障碍严重程度的关键因素。因此,即使是同样性质、部位、程度的脑外伤,发生在不同患者身上,神经认知障碍症状也可能千差万别,甚至是天壤之别。脑外伤所致的神经认知障碍有以下 5 个特点。

(1)认知症状的出现与脑外伤的发生在时间上存在密切关系。多数症状出现在脑外伤意识障碍恢复后或脑组织损伤最严重的时候,部分症状可出现在外伤后数月、数年,甚至数十年。

(2)多数只累及部分认知域的"斑片状"损害,与 AD 全面性的认知损害模式形成鲜明的对比。

(3)认知障碍症状多与受损脑组织的功能定位相关。如发生在额叶皮层的脑外伤常出现运动性失语、注意力和记忆力减退等认知障碍症状,并常伴有明显的 BPSD 症状如表情淡漠、人格障碍、情绪波动、易激惹、性欲异常等。

(4)常伴随有神经定位症状和体征,如嗅觉障碍、视野缺损、偏瘫、癫痫、感觉异常、眩晕/头晕、平衡障碍、锥体束征等。

(5)常有明确的神经影像学证据,如 CT 扫描下的低密度水肿区和高密度点片状出血或血肿等。

三、诊断

国内尚未制订专门的诊断标准,通常采用 DSM-5 的诊断标准。

(1)符合痴呆或 MCI 的诊断标准。

(2)有创伤性脑损伤的证据,即对大脑的撞击或者其他病因,颅内大脑的快速移动或移位,并存在下列 1 项或更多:①意识丧失;②创伤后遗忘;③定向障碍和意识错乱;④神经系统体征(例如,神经影像学证明的脑损伤,新发的惊厥发作、已患的惊厥显著加重、视野缺损、嗅觉障碍、偏瘫等)。

(3)脑外伤发生后或意识恢复后立即出现神经认知障碍,以及在急性脑损伤后持续存在。

支持诊断的有关特征:由脑外伤所致的轻度或中度神经认知障碍,可伴有情感障碍(如易激惹、易受挫、紧张和焦虑、情感不稳定);人格改变(如脱抑制、情感淡漠、多疑、攻击性);躯体障碍(如头痛,疲劳,睡眠障碍,眩晕或头晕,耳鸣或对声、光敏感,嗅觉障碍,对精神活性药物的耐受性降低等);严重的脑外伤患者常伴有神经系统症状和体征(如惊厥、视觉障碍、颅神经缺损),脑组织损伤和颅骨矫形的神经影像学证据。

四、治疗

(一)治疗原则

由于脑外伤所致的神经认知障碍具有明显的意外性创伤色彩,患者认知障碍症状的多寡和严重程度常建立在创伤前的基础认知水平之上。同时,除外损伤的部位、严重程度等损伤本身因素,患者的年龄、原有的脑部疾病、脑外伤的救治过程和治疗效果等因素也影响其预后和病程。因此,在治疗上要充分考虑上述因素,以最大程度上恢复患者的社会功能和生活自理能力为目标,实施药物和非药物治疗。

(二)药物治疗

与本章的 AD 治疗性药物大致相同,除此之外还应包括具有循证医学证据的针对脑组织损伤病理机制的药物,如促进神经修复的药物和脑保护剂(神经生长因子、单唾液酸四己糖神经节苷脂钠、甲钴胺、依达拉奉、胞二磷胆碱及非甾体类抗炎药、血管活性药物等),针对中枢神经系统其他症状的药物(如抗癫痫药物、抗惊厥药物、控制 BPSD 症状的药物等)。

(三)非药物治疗

除下述的认知康复治疗外,对于有创伤后应激障碍、严重情感和心理障碍的患者,还需进行心理辅导和回归社会前的适应性训练。

(四)康复治疗

因为脑外伤所致的神经认知障碍多种多样,个体差异很大,所以康复计划需因人而异。一般来说,脑外伤后的躯体障碍大多在 1 年内稳定,但认知、行为和心理方面的问题往往持续很长时间,而且一旦存在,患者会因抗拒、抵制、消极心理,或因注意力、记忆力差影响康复治疗效果,因此必须优先处理。认知康复必须与躯体康复同时进行,两者相辅相成。由于认知康复的长期性,因此应尽可能避免单调和枯燥的训练方法,在国外已广泛应用计算机进行情景互动,但在我国还尚未普及。必须教会患者及其家属一些能长期在家进行训练的实用方法。

(俞春江,王加琦,李红丽)

第七节 其他躯体疾病所致的神经认知障碍

神经认知功能的产生和维持是一个极其复杂的系统工程,不仅有赖于大脑从组织到细胞,从细胞膜到细胞器,从基因编码到蛋白质合成等诸多环节都保持物理结构的完整和协同、高效运转,还需要一个相对恒定、条件适宜的内部环境,而一个稳定的脑内环境的构建和维持离不开脑外其他组织、器官的支持。充分认识这一点,不仅有助于从整体上理解认知功能的形成和发展,还有助于拓宽认知领域疑难复杂病例的诊断视野。

一、概述

假如把人体比喻为一台高速运转的超级计算机，那么大脑非中央处理器莫属，但这并不能代表其他部件不重要。作为一个完整的人体，躯体不仅为"超级大脑"源源不断地提供新鲜的氧气、纯净的能量和新陈代谢所需的原料，同时还为大脑创造了一个恒温、洁净、相对独立和宁静的工作环境。理论上，几乎任何躯体问题只要严重到一定程度都可能导致神经认知障碍。临床上，躯体疾病所致的神经认知障碍并不少见，最经典的案例就是心脑综合征、肺性脑病、肝性脑病、肾性脑病、营养代谢性脑病、内分泌性脑病等。这些躯体性疾病通过不同的病理生理机制干扰认知"产业链"的一个或数个环节。

通常，两者在病程和症状的严重程度上遥相呼应，共进共退，当躯体疾病得到有效控制时，神经认知障碍症状也会相应改善或不再恶化，反之亦然。但由于大脑处在一个相对封闭的空间，呼应的节奏和幅度并非完全一致。以甲状腺功能低下所致的神经认知障碍为例，甲状腺功能低下的早期阶段通常只影响患者的情绪和精神状态，只有甲状腺功能持续且严重低下，其认知受损才开始逐步显现。此时即使通过积极的药物治疗将甲状腺功能恢复到正常水平，神经认知障碍的临床和病理进程虽会放缓，但仍可能在较长时间内持续存在。这充分说明了大脑与躯体之间存在着一种既相互依存又彼此独立的辩证关系。

二、临床表现

与多数神经认知障碍亚型一样，其他躯体疾病所致的神经认知障碍大多有一个从 MCI 到痴呆的发展过程。患者通常先有明显的原发疾病病史，而后才出现认知受损症状，两者的临床和病理之间存在明确（也有可能不一致）的时间和程度上的关联。

从病因构成来看，主要包括结构性疾病（如原发或继发性脑肿瘤、正常压力性脑积水）、各种急慢性心力衰竭和（或）呼吸衰竭、主动脉瓣关闭不全、内分泌疾病（如甲状腺功能低下、高钙血症、低血糖）、营养疾病（如硫胺素和烟酸缺乏）、传染性疾病（如神经梅毒、隐球菌感染）、自身免疫性疾病（如颞动脉炎、大动脉炎、系统性红斑狼疮）、肝/肾衰竭、代谢性疾病（如库夫斯病、肾上腺脑白质营养不良、异染性脑白质营养不良等）以及其他神经系统疾病（如癫痫、多发性硬化等）。从这些病因谱群可以看出，其他躯体疾病所致的神经认知障碍常具有鲜明的原发病特点。

三、诊断与鉴别诊断

参照 MCI 或痴呆诊断流程，首先明确是否符合 MCI 或痴呆的诊断标准，随后根据病史、体格检查、实验室发现的证据证明患者的神经认知障碍属于某种躯体疾病的病理生理性结果（病因分型诊断），同时还需要通过排除法，排除患者的认知缺损可被其他精神障碍或其他特定的神经认知障碍更好地解释。

如果能够证明躯体疾病的发生或加重与认知损害之间存在明确的时间和程度上的关联，

将是有力的支持性证据,如果认知损害在有效控制躯体疾病的情况下得到部分改善或稳定,将进一步增加病因分型诊断的可靠性。但是,考虑到经常存在的共病现象,尤其是老年人群,即使患者的认知损害被证实可归因于某一种躯体疾病,也不能完全排除还有另外一种神经认知障碍存在的可能性。如果前一种可归因的躯体疾病成功治疗后认知损害依然持续存在,可提示另外一种导致患者认知衰退的病因和机制的存在。

四、治疗

(一)治疗原则

根据上述的临床特点,其他躯体疾病所致的神经认知障碍的治疗必须优先、积极、有效地控制原发病因。目前尚无专门针对该类认知损害的特殊药物,没有充分的循证医学证据证明传统的痴呆治疗性药物(如胆碱酯酶抑制剂、盐酸美金刚等)对其他躯体疾病所致的神经认知障碍有效。临床上,如果没有绝对的禁忌证,可以短期尝试性应用。

(二)康复治疗

目前对该类神经认知障碍缺乏特殊有效的康复治疗手段,康复治疗参照本章第一节介绍的痴呆康复的通用策略。

（程露杨,张晶,薛艳立）

第八节　物理治疗在老年期认知障碍中的应用

一、概述

物理治疗是人类在与自然以及疾病的长期斗争中不断总结经验而形成的,历史悠久。古希腊渔夫们发现可以用一种会放电的鱼治疗关节疼痛,我国古人用砭石、牛角进行针灸和刮痧来治疗疾病,都是物理治疗的雏形。随着现代科技的进步,特别是 20 世纪 50 年代以来,许多物理因子的特征和运动规律陆续被人类掌握,光疗和电疗取得了长足的进步,紫外线、红外线、感应电、高频电、超声波、微波、激光、可控磁场等物理因子相继应用于临床治疗,使得物理治疗学这一门古老的学科迈入了新的阶段。

物理治疗学是研究通过各种类型的功能训练、手法治疗并借助电、光、声、磁、冷、热、水、力等物理因子来提高人体健康,预防和治疗疾病,恢复、改善或重建躯体功能的一门学科。现代一般将物理治疗分为两大类,一类是以功能训练或手法治疗为主要手段,另一类是以声、光、电、磁等物理因子为主要手段。本节将重点探讨将物理因子作为治疗手段在老年期认知障碍中的运用。

研究表明,物理因子作用于人体后产生的生理学作用主要包括两个方面:一方面可以改变组织细胞的比例、改变体液内微量元素和带电离子的分布,引起各类蛋白的分子变化,影响各种酶的活性,加强某些细胞的生物活性和功能;另一方面可以增强血液和淋巴循环,改变生物膜、血管、皮肤、黏膜的通透性,调节神经-内分泌信息控制系统的功能。由此可以在提高机体或某些系统、器官的功能水平,改善组织器官的血液循环或营养,促进损伤组织的修复和再生,提高药物渗透和利用率等方面起到治疗或辅助治疗的作用。

在老年期认知障碍的患者中,应用这些物理因子可以调节患者的大脑皮质功能,改善脑血流,调节血液中褪黑素的水平,调节睡眠和生活节律,改善记忆和执行能力,延缓脑功能的衰退,同时对于老年期认知障碍伴发的躯体疾病和并发症具有一定的预防和辅助治疗作用,有广阔的应用前景。

二、常用物理治疗在老年期认知障碍患者中的应用

(一)可见光疗法

研究发现,随着年龄的老化,血液中褪黑素的水平逐渐降低,80岁以上无痴呆的老年人血液中褪黑素水平是正常人群的50%,痴呆人群血液中褪黑素水平是同龄无痴呆人群的20%。已经证实褪黑素的减少与阿尔茨海默病、血管性痴呆、帕金森病的发病密切相关。早在20世纪80年代,国外的研究就发现高强度的光线可影响人类松果体释放褪黑素,随后科学家研制出可以调制各种类型光源的光疗治疗盒,在抑郁症、老年性痴呆、睡眠障碍等精神科疾病的治疗中做了大量的试验,取得了一些进展。老年痴呆患者多伴有睡眠增多、早醒、觉醒周期紊乱等睡眠障碍。在对青年、老年和痴呆三组患者24小时的褪黑素水平和皮质醇水平监测的研究中发现:痴呆患者睡眠和行为异常与血清褪黑素水平的降低有关。褪黑素水平的降低,使神经元线粒体易受到自由基的损害,导致神经元死亡、记忆力衰退。可见光疗法改善老年人认知障碍的原理是通过人为调节产生不同波长的光线,刺激自主神经系统和脑干网状结构,调节营养代谢、血液循环和内分泌功能。同时光线通过视觉信号刺激视网膜,作用于非视锥细胞、非视杆细胞的视觉光受体,通过视神经的非感觉传导通路来调节松果体的功能,促进松果体释放褪黑素,提高血液中的褪黑素水平,从而改善患者的睡眠和大脑功能。实验表明蓝绿光谱范围的光线对昼夜节律系统有最强的效果,绿光由于强度弱,更容易耐受,患者依从性好,最适宜使用。高强度的白光尽管也有效,但由于患者会感觉不适,一般不建议直接用于临床。文献中采用绿光照射缓解老年期认知障碍患者的焦虑或抑郁情绪,采用照度为2500Lux的明亮光和照度为350Lux的绿光治疗患者的睡眠障碍,都取得了很好的疗效。

(二)激光疗法

低强度的激光照射对人体有明显的生物刺激和调节作用,其起效机制并不是最常见的激光热效应,而是激光的生物化学反应。低强度的激光照射可以影响甲状腺、肾上腺等内分泌腺体的功能,从而调节全身代谢功能。激光照射体表还可以改善组织的血液循环,加强细胞膜的通透性,刺激神经反射区的神经末梢,反射性地调节神经功能和免疫功能。在血管性痴呆的临床研究中,He-Ne激光由于其经济和易操作的优点,使用最广泛。血管内激光照射能够改善血液流变学性质,可提高红细胞的变形性和膜的流动性,降低血浆纤维蛋白原水平,提高蛋白活性和内源性肝素水平,从而降低血液黏度,改善血液流变学性质,进而改善大脑循

环,获得治疗血管性痴呆的效果。由于各种原因引起的椎-基底动脉供血不足,导致大脑缺血性改变的老年期认知障碍患者采用血管内激光照射疗法,可以改变多种酶的活性、抗缺氧、清除自由基、提高红细胞的变形性和流动性,从而改善脑供血和大脑微循环,治疗前后患者血流动力学指标和认知功能评价指标均有明显改善。

(三)超声和磁场疗法

部分老年期认知障碍患者并发脑动脉硬化的临床表现,源于脑细胞及神经组织的慢性缺血缺氧,脑细胞的代谢发生异常,与学习和记忆功能有关的乙酰胆碱明显降低,对机体有害的自由基及过氧化脂质生成过多,有可能对缺血区脑组织造成持续性损害。临床研究证实,采用抗氧化剂、自由基清除剂及钙通道阻滞剂治疗,有助于延缓脑动脉硬化的进程,物理治疗中的超声和磁场治疗同样具有这样效应。超声治疗可以通过机械振动和空化效应来消融血栓和动脉粥样斑块,同时超声经过脑组织时声能被组织吸收转化成热量,局部产生热效应,促进侧支循环的开放,加速血液循环,改善脑组织的供血状态。将低频磁场的磁头置于颈、椎动脉等大血管区,血液流经磁场时,血液中的超氧化物歧化酶、谷胱甘肽过氧化物酶等活性增强,红细胞变形及携氧能力明显增强,血液流经脑组织时能加速局部自由基的清除,降低血浆中过氧化脂质的含量及血液黏度,减轻自由基对机体的氧化损害,延长供血,减少脑组织细胞缺氧时间。

三、中医传统物理疗法在老年期认知障碍治疗中的应用

中医认为,老年人发生认知衰退的主要原因是五脏六腑的气血阴阳虚衰,营养精微不能上聚于脑,髓海空虚,元神失养。现代医学中的老年期认知障碍应当归于中医神志病的范畴,其发病以肾虚、髓海不足为本,涉及心、肝、脾、肺、肾五脏,其病位在脑。围绕"补肾填精、健脑益智"的治疗原则,选用耳穴贴压、普通针刺和推拿按摩等传统的中医物理方法来预防和治疗老年人的认知障碍,由于其具有经济实惠、操作简便、不良反应少、疗效好等优点,是值得在基层推广的治疗方法。

(一)耳穴贴压疗法

《灵枢·口问》里提出:"耳者,宗脉之所聚也。"人体的经络、脏腑与耳有着密切的联系,耳与人体脏腑组织通过耳穴沟通。选取耳穴刺激区中的心、皮质下、额、枕、肝、肾等刺激点,具有宁心安神、调畅气血、疏肝理气、补肾气、填肾精、活血通络、益气健脑等功效。有学者为验证耳穴贴压在老年痴呆康复中的作用,选取老年痴呆患者30例,随机分为对照组和观察组,在常规药物支持的前提下,观察组采用耳穴贴压治疗,对疗效数据进行统计分析,结果显示耳穴贴压疗法在老年痴呆患者认知改善、缓解病情进展等方面有积极作用。

(二)穴位按摩疗法

经络是联络脏腑和体表的通道,具有运行全身气血、调节脏腑器官活动的功能。穴位是经络的重要组成部分。通过手法按摩刺激穴位,能够舒经活络、祛邪扶正,使人体各方面的功能得以调节。在神志病的治疗中一般选取太阳、神庭、上星、百会、四神聪、风池等穴位。这些

穴位都位于头部,可刺激大脑,改善血液循环,使注意力集中,具有补益脑髓、镇静安神健脑、清热开窍等作用。有些中医师采取循经络推拿的方法,通过疏通经络、调节脏腑等全身治疗来改善患者全身功能,延缓痴呆的进展。手法包括开天门(推印堂至神庭)、分阴阳(从印堂经上额推至太阳穴),按揉风池、风府,拿肩井等以醒脑开窍、安神、平肝息风、升阳提气;按内关、曲池、足三里、阳陵泉、三阴交、涌泉等肢体远端穴位,并施拿法给予上下肢以舒筋活血;按揉气海、关元、中脘、下脘、天枢,并顺时针方向按摩腹部调理脾胃肠功能;捏脊,按揉命门、肾俞、心俞、脾俞、胃俞以调整脏腑功能。

四、物理治疗在老年期认知障碍伴发躯体疾病中的应用

老年人的认知障碍大多具有内分泌或血管性慢性病的病理基础,很大一部分是在机体器官组织的衰老、退行性改变的基础上产生的神经、内分泌、代谢等紊乱所引起的病态反应。这些慢性疾病伴发的认知障碍,仅靠药物所能取得的效果有限,不良反应却往往较大。通过物理治疗的方法可以提高患者的新陈代谢和调节功能失调,起到改善病情、延缓衰退的作用。如长期卧床是老年期认知障碍患者病情进展的末期,多伴发肌肉、皮肤等组织萎缩,局部血液循环不良、冷热痛触压等浅感觉减退,加上认知方面的障碍,患者无法表达和提出诉求,极易引起压疮。在发现皮肤发红的迹象之初及早采用物理疗法中的红外线、特定电磁波等治疗,能加速康复,避免病情进一步恶化。

研究发现,对代谢障碍和明显肥胖的老年人采用中等剂量的超短波治疗,对血管硬化和高血压患者采用小剂量超短波治疗,能有效地减少血管反应、降低血压,改善躯体状况。由于老年人神经反射功能减退,呼吸系统结构和功能方面的退行性改变,肺部易发生感染性炎症,临床上常应用超短波治疗,利用超短波良好的抗炎特性,能促进肺内炎症吸收、减少不良反应、缩短病程,从而提高疗效。对于骨质疏松、关节退化等引起的关节活动受限,热、声、磁、电等物理治疗可改善血液循环,缓解肌肉痉挛,具有抗炎、止痛作用。

五、老年期认知障碍物理治疗应该注意的问题

(一)关注老年人的生理特点,选择合适剂量,做好病情监测

伴有认知障碍的老年人的心血管功能状况和大脑功能状况的好坏程度,是患者能否耐受物理治疗的重要指标。很多人都有潜在的心功能不全和痛觉、温度觉等感觉功能的减退,进行物理治疗时必须全面考虑患者的躯体和感觉状况。如进行红外线、短波等热疗时,温度不宜太高,治疗面积不宜太大,治疗前后数脉搏、测血压,监测心血管变化。在进行高频磁场和脉冲电刺激等有刺激性的治疗时,剂量不应采用均量,应逐渐增加剂量,重视治疗设备的仪表指针和皮肤变化,严密观察患者的耐受表现,以避免出现烫伤等不良事件。

(二)关注老年期认知障碍患者的心理特点,做好健康教育和心理疏导

老年期认知障碍的患者多伴有情绪不稳或人格改变,部分患者会出现焦虑、抑郁等情绪障碍,甚至有幻觉、妄想等精神病性症状,应在物理治疗前做好评估和心理疏导,提高患者接

受治疗的依从性。部分患者尽管配合治疗,但是记忆力严重衰退,语言活动和思考范围变窄,既不能表达自己的感受,也不能很好地理解治疗者的指令,对物理治疗缺乏足够的认识。作为治疗师要有耐心,尽快了解患者的语言和生活习惯,尊重患者在治疗中的合理要求和意见,做好物理治疗知识的宣教,以便治疗能顺利开展。

（三）熟练掌握物理治疗的各类禁忌证,确保治疗安全

尽管物理治疗相比其他疗法具有不良反应小、相对安全的特点,但是治疗中一定要时刻牢记禁忌证,否则也可能危及患者的生命。装有心脏起搏器的患者应禁用高频、高压的治疗,超声、磁疗虽不是绝对禁忌证,但也要求慎用;大部分物理治疗在心前区禁用;接触部位皮肤处于急性感染期、肿瘤、血管畸形禁止使用物理治疗;出血性疾病或凝血功能异常、有出血倾向、不耐受振动、心脏功能不全者都尽量不选用物理治疗。

（四）制订物理治疗方案时的策略

制订物理治疗方案时,应根据患者的病情、性别、年龄、生活习惯、身体状态、所需物理因子的治疗作用和反应特点选取合适的刺激因子。一般情况下,作用基本相同的物理因子不宜叠加应用,产生拮抗作用的物理因子不同时应用。在患者存在多种疾病时,应分清主次,找出主要矛盾,予以相应的治疗。在确定治疗因子之后,其作用方式、部位、强度、时间、频次与疗程都应有明确的参数才能开始治疗。同时要注意物理治疗一定是一种个体化的治疗,人群中对物理因子的敏感和适应程度存在较大差异,在治疗过程中应根据实际情况及时调整治疗参数。

（俞春江,张海金,阳成成）

第九节　心理治疗在老年期认知障碍中的应用

一、心理治疗的概念

心理学理论主要是指公认的几大理论体系,如精神分析理论、行为学习理论、心理生理学理论、认知学派理论和人本主义理论等。这些理论从不同的角度阐述了心理障碍的病因、临床表现和治疗方式。但截至目前,尚没有任何理论能完全阐述所有心理障碍的发病机制和疗效机制,目前心理治疗的应用趋势是将各派理论整合、折中后来指导临床治疗。

从广义上讲,心理治疗是通过解释、说明、支持、同情、相互之间的理解,运用语言和非语言的交流方式,来影响对方的心理状态,改变对方的认知、信念、情感、态度和行为等,达到排忧解难、降低心理痛苦的目的。从这个意义上说,一切影响人的心理状态、改变行为的方法都是心理治疗。人类所具有的一切亲密关系都能起到心理治疗作用。例如,父母与子女之间、夫妻之间、同学同事之间、邻里之间、亲朋好友之间的解释、说明、指导等真挚的交往与沟通,都具有一定的心理影响和心理治疗作用。

狭义的心理治疗,则是在确立了良好的心理治疗关系基础上,由经过专门训练的施治者

运用心理治疗的有关理论和技术,对来访者进行帮助,以消除或缓解来访者的心理问题或人格障碍,促进其人格向健康、协调方向发展的过程。

为了更好地描述心理治疗,英国心理学家艾森克归纳了心理治疗的6个主要特征。

(1)心理治疗是一种两人或多人之间的持续的人际关系。

(2)参与心理治疗的其中一方具有特殊经验并接受过专业训练。

(3)心理治疗的其中一个或多个参与者是因为对他们的情绪或人际适应感觉不满意而加入这种关系。

(4)在心理治疗中应用的主要方法实际上是心理学的原理,即包括沟通、暗示以及说明等机制。

(5)心理治疗的程序是根据心理障碍的一般理论和来访者心理障碍的特殊起因而建立起来的。

(6)心理治疗的目的是改善来访者的心理困难。

二、老年人心理治疗的目标

老年人由于脑组织萎缩、脑细胞减少、血流量降低以及脑功能下降等生理病理因素的影响,可以发生一系列心理上的改变,如智力、情绪、性格改变以及记忆力下降等。进入老年期后,常出现孤独和对死亡的恐惧心理。结合老年人的心理特点,心理治疗的目标如下。

(1)自我接纳:树立积极的自我概念,对自我重新认识并建立客观的评价。

(2)增加内省力:能够分析并了解自身情绪困扰的根源,增强对情绪和行为的控制能力,减少负性情绪的发生。提高对疾病的认识,促进患者积极主动地预防复发。

(3)加强生活技能训练,改善社会功能,为回归社会做好准备。

(4)改善人际关系,能够与他人建立并维持有意义的人际关系,防止行为退缩。

三、心理治疗在老年期认知障碍患者治疗中的应用

老年期认知障碍患者进行心理治疗的目的是最大限度地保留患者的功能,并确保患者及家属应对认知障碍这一棘手问题时的安全性和减轻照料负担。广义心理治疗的具体任务包括与患者及其家属建立和保持适当的治疗关系;进行诊断性评估,及时制订个体化治疗方案,进行精神状况评估和监测,根据病情发展及时调整治疗策略;安全评估和干预,包括对患者的自杀行为及暴力倾向的评估和处理;对患者及其家属的疾病知识教育;建议患者及其家属向相关机构寻求帮助,包括可提供日常照料、经济援助和法律援助的相关机构。狭义的心理治疗是针对某个或某类具体的行为、情感或认知症状而实施的治疗,目的是尽可能提高生存质量和保留功能。常用到的心理治疗基本方法有支持性心理治疗、认知行为治疗、行为治疗、来访者中心疗法、催眠治疗和团体治疗等。

心理治疗对于老年期认知障碍患者的康复起着重要的作用。老年期认知障碍患者的心理治疗有其共性特征。

（1）和蔼的态度、温柔的语言、热情的关怀以及充分的尊重，才能取得老年人的信任，建立和谐的医患关系。

（2）注意老年人的身体状况、情绪状态以及行为反应，治疗时间安排应该灵活机动，必要时配合药物治疗。

（3）针对老年人的孤独心理，医护人员应和老年人的亲友密切配合，尽量减少老年人独处的时间，陪伴其度过生命的最后旅程。

（4）在治疗中，不要回避"死亡"话题，只有对死亡有思想准备，不回避、不幻想，才能让老年人克服恐惧心理，从容不迫地给自己的人生画上一个圆满的句号。

老年期认知障碍患者的心理治疗也有其特殊性。由于可能罹患不同的精神疾病，或者处于同一疾病的不同时期，所以对老年期认知障碍患者的心理治疗应该做到个体化，注意个体的特殊性。

（1）针对老年期认知障碍患者疾病的不同时期，应该采取不同的心理治疗方法。如对于轻度认知障碍或痴呆早期的患者应加强心理支持与行为指导，提高患者对疾病的认识，加强生活技能训练，促进社会功能的恢复。随着疾病的进展，记忆力下降和注意力分散，老年期认知障碍患者可能无法领会医务人员的语言，因此交流手段应该采用非语言（表情、身体的动作等）和共感的（微笑、点头、善意的目光等）方式，给予适当的刺激，激发其活力和康复的动力，而对重症患者则应加强护理，预防跌倒等意外发生。

（2）针对老年期认知障碍患者伴有的精神症状，心理治疗也应该有所不同。如对伴有精神病性症状的患者，应帮助患者应对幻觉和妄想等症状，减轻症状带来的困扰与影响。对伴有情绪障碍的患者，应给予改善情绪治疗，在急性期以药物治疗为主，心理治疗为辅；而在情绪症状的缓解期，则以心理治疗为主，提高患者对疾病的认识，增加服药依从性，加强生活技能训练，促进社会功能的恢复。

四、具体的心理治疗技术

（一）支持性心理治疗

支持性心理治疗又称支持疗法、一般性心理治疗，旨在加强患者对精神应激的防御能力，帮助患者控制混乱的思想和情感，重建心理平衡。其主要特点是运用治疗者与患者之间的良好关系，采用消除疑虑、说服劝慰、启发建议、激励鼓舞等方式，目的在于发挥患者内在的潜力，使其面对现实，协助患者渡过难关，提高生活质量。对老年人而言，支持性心理治疗是所有心理治疗的根本。下面介绍支持性心理治疗的原理和方法。

1.倾听

采用支持性心理治疗时，治疗者应热情接待老年人，对他们的痛苦给予高度的重视和同情，详细了解病史，认真倾听老年人的叙述，使老年人感到治疗者在慎重地关注着他的痛苦，以消除疑虑，产生依赖，让老年人感觉到自己并不是孤立的。治疗者的安慰、同情、关心，可极大地鼓舞老年人树立战胜疾病的勇气和信心，使其顺利度过困境。同时，老年人尽情地倾诉，也可起到疏泄郁闷情绪的作用,使其心情放松。

2. 解释

在治疗者与老年人之间建立起良好的信任关系,对老年人心理行为问题的实质,以及所具有的潜能和解决问题的实际能力有了充分的了解之后,根据其自身的特点,向其提出切合实际、真诚的解释和劝告,以协助老年人端正面对困难和挫折的态度,调节和改善其心理行为问题。在给老年人进行解释时,应避免过多地使用医学术语,要用通俗易懂的语言,结合老年人存在问题的性质,给予有针对性的解释,并嘱咐老年人仔细考虑和领会。

3. 保证

因老年人的忍耐力下降,遇到紧张性应激事件,使老年人出现焦虑、恐惧、抑郁等负性情绪或处于危机状态时,为消除老年人的疑虑和错误观念,给老年人心理上的支持,适当的保证是非常有益的,但这种保证必须建立在全面了解病史和对病情变化有充分的把握的基础上,提出的保证要有足够的依据,使患者深信不疑,这种信任感是取得疗效的前提。当老年人过分担心疾病的疗效和预后时,治疗者只要稍有把握,就尽量用积极的语言给予回答。

4. 指导与建议

指导与建议是支持性心理治疗的重要手段之一,对老年人的指导和建议的内容多种多样。如日常生活方面,诸如时间安排、个人卫生料理、营养及睡眠调整等;劳动方面,如能从事适当的家务劳动和力所能及的工作等;家庭方面,如怎样协调与子女的关系,怎样协调夫妻关系及活跃家庭气氛等;社会交往方面,如怎样丰富自己的业余生活,怎样参加各种社会团体及培养业余爱好等。

支持性心理治疗的目标不只是帮助患者解决某个具体问题,还要指导他们学会处理其他问题的必要技能。如家庭成员之间,应指导或建议老年人面对自己目前的状况,要相互理解、相互支持、相互尊重,重视双方之间的情感沟通,指导或建议他们注意各自的情感投入,不仅可维持良好的关系,还可以提高生活信心。

5. 鼓励

鼓励是一种常规性的治疗手段。适当地运用鼓励可以使患者充分发挥其主观能动性及治愈疾病的潜在能力,增强其克服困难及治疗疾病的信心。鼓励必须根据患者的情况合理应用,必须与其治疗阶段结合起来,而不是泛泛地进行,只有这样才能克服自卑情绪,增强自尊、自信、自主,逐渐消除不良的行为习惯。

对老年人的鼓励尤其重要,每当老年人有所进步时,应及时给予语言强化,以增强患者战胜疾病的信心和勇气。

6. 调整关系

治疗者多次与老年人接触并提供心理支持,老年人容易产生依赖心理,此时需要调整关系,引导他们利用各种"资源",如与患者进行分析,看其最后是否最大限度地运用了这些"资源",使老年人充分依靠和利用各种支持系统,来应对面临的困难和挫折。所谓"资源",其范围很广,主要包括家庭成员之间的支持和关心、亲朋好友之间的相互关照、周围环境和社会支持系统等。

（二）认知行为治疗

认知行为治疗是一组通过改变思维或信念和行为的方法来改变不良认知，达到消除不良情绪和行为的短程心理治疗方法。具有代表性的有阿尔伯特·艾里斯的合理情绪行为疗法（Rational Emotive Beharior Therapy，REBT），贝克和雷米的认知疗法（Cognitive therapy，CT）等。

1. 合理情绪行为疗法（REBT）

人们面对外界发生的负性事件时，为什么会产生消极、不愉快的情绪体验？人们常认为罪魁祸首是外界的负性事件 A。但是艾里斯认为，事件（A）本身并非是引起情绪反应或行为后果（C）之原因，人们对事件的不合理信念（B）（想法、看法或解释）才是真正的原因所在。因此要改善人们的不良情绪及行为，就要劝导干预（D）非理性观念的发生与存在，而代之以理性的观念。等到劝导干预产生了效果（E），人们就会产生积极的情绪及行为，心理的困扰因此消除或减弱，人们也就会有愉悦充实的新感觉（F）产生。

合理情绪疗法是艾里斯通过切身体验感悟和总结出来、用于帮助自己同时帮助他人进行心理自我调节的方法。这种疗法的主要目标是帮助老年人培养更实际的生活哲学，减少自己的情绪困扰与自我挫败行为，也就是减轻因生活中的错误而责备自己或别人的行为（消极目标），并学会如何有效地处理未来的困难（积极目标）。

2. 贝克和雷米的认知疗法

认知疗法的理论基础是阿伦·贝克提出的情绪障碍认知理论。他认为：心理问题不一定都是由神秘的、不可抗拒的力量所产生，相反，它可以从平常的事件中产生，例如错误的学习，依据片面的或不正确的信息做出错误的推论，以及不能妥善地区分现实与理想之间的差别等。他提出，每个人的情感和行为在很大程度上是由其自身认识世界、处事的方式或方法决定的，也就是说，一个人的思想决定了他的内心体验和反应。

认知理论的出发点在于确认思想和信念是情绪状态和行为表现的原因。认知疗法是根据认知过程影响情感和行为的理论假设，通过认知和行为技术来改变患者不良认知的一类心理治疗方法的总称。认知疗法高度重视研究患者的不良认知和思维方式，并且把自我挫败行为看成是患者不良认知的结果。治疗的目的在于矫正这些不合理的认知，从而使患者的情感和行为得到相应的改变。

（三）行为治疗

行为治疗又称行为疗法，是基于现代行为科学的一种非常通用的心理治疗方法。行为疗法源于"行为主义"理论，它强调通过对环境的控制来改变人的行为表现，其理论基础包括俄罗斯著名生理学家巴甫洛夫的"条件反射"理论、美国著名心理学家桑代克和美国著名心理学家斯金纳等人的"操作性条件反射学习"理论等。行为疗法的常用疗法包括松弛训练、生物反馈治疗、阳性强化法等疗法，其核心均在于利用控制环境和实施强化使来访者习得良好行为，矫正不良行为,重塑个人形象。

1. 松弛训练

松弛训练是一种通过自我调整训练,由身体放松进而使整个身心放松,以对抗由于心理应激而引起交感神经兴奋的紧张反应,从而达到消除紧张和强身祛病目的的行为训练技术。一般的松弛反应训练方法,使用较多的是雅可布松首创的渐进性松弛法。此法可使受试者学会交替收缩或放松自己的骨骼肌群,同时能体验到自身肌肉的紧张和松弛程度以及有意识地去感受四肢和躯体的松紧、轻重和冷暖程度,从而取得松弛的效果。一般认为,无论何种松弛反应训练技术,只要产生松弛反应都必须包含四种成分:①安静的环境;②被动、舒适的姿势;③心情平静,肌肉放松;④精神内守(一般通过重复默念一种声音、一个词或一个短句来实现)。

2. 生物反馈治疗

生物反馈治疗是一种借助于电子仪器,让人们能够知道自己身体内部正在发生变化的行为矫治技术。通过生物反馈治疗有助于患者调整和控制自己的心率、血压、胃肠蠕动、肌肉紧张程度、汗腺活动和脑电波等几乎包括所有身体功能的活动情况,从而改善机体内部各个系统的功能状态,矫正对应激的不适宜反应,达到防治疾病的目的。

生物反馈是在20世纪60年代开始由美国心理学家米勒根据操作式条件反射学习理论,首先在动物身上进行内脏反应训练的实验研究,于1967年首次获得成功。后来研究证明,通过特殊的学习和训练,人也可以学会随意地控制自己的心脏、血管、胃肠、肾脏和各种腺体等内脏器官的活动,就像随意控制骨骼肌群那样。临床实践证明,生物反馈确实是一种行之有效的行为治疗技术。生物反馈和松弛反应训练相结合,可以使人更快、更有效地通过训练学会使用松弛反应来对抗并消除一般的心理、情绪应激症状,在临床上对老年人使用可使其得到更好的放松。

3. 阳性强化法

如果想建立或保持某种行为,可以对其行为进行阳性刺激,即奖励,通过奖励强化该行为,从而促进该行为的产生和提高出现的频率,并使该行为得以产生或改变。这就是阳性强化法的基本原理。具体操作过程:①明确目标行为;②监控目标行为;③设计干预方案;④实施强化;⑤追踪评估。

注意事项:目标行为单一明确;阳性强化法应该适时适当;随时间进程,可以由物质刺激变为精神奖励,待目标行为固化为习惯后,最终可以撤销强化。

(四)催眠疗法

催眠疗法是指用催眠的方法使求治者的意识范围变得极度狭窄,借助暗示性语言,消除心理和躯体障碍的一种心理治疗方法。通过催眠方法,将人诱导进入一种特殊的意识状态,将医师的言语或动作整合入患者的思维和情感,从而产生治疗效果。目前催眠疗法对老年人出现的焦虑和失眠等症状有积极作用,还可以用催眠疗法促进松弛,为行为疗法做准备。

催眠状态是一种大脑活动介于清醒和睡眠之间的精神状态。人在正常睡眠时,抑制过程扩散至整个大脑皮质,甚至可达大脑皮质下各部,而催眠状态时,大脑皮质只是部分区域呈现抑制,抑制的范围可大可小,抑制的深度可深可浅。当被催眠者在催眠师的诱导下进入催眠状态后,催眠师可通过预先设计好的、有针对性的语言暗示来达到治疗的目的。催眠疗法的关键是暗示性,积极的暗示有利于促进身心健康。

在实施催眠治疗之前要对患者进行深入的接触和全面的了解,以排除有禁忌证的患者。要向患者说明催眠治疗的优点、性质和要求,以解除患者的疑虑并求得合作。此外,还要了解和判断患者对催眠治疗的信任程度和患者的暗示性情况,以便催眠治疗的顺利进行,争取获得较好的疗效。

催眠治疗一般在安静、昏暗的室内进行,催眠师最好有助手在场。患者平静而舒适地躺在床上,安静和放松一会后,催眠师开始使用暗示性语言并结合相应的较弱感觉刺激来诱导患者逐渐进入催眠状态。如催眠师使用单调的暗示性语言进行暗示:"你的眼睛开始疲倦起来……你已经睁不开眼睛了……你就要入睡了……你的眼皮越来越沉重,头脑越来越模糊了……你就要睡了……睡吧……熟睡吧……"催眠师的声音可以由高到低,语气逐渐缓慢、拉长、低沉。在进行语言暗示的同时,还可伴有其他单调的声音刺激或使用轻微的皮肤感觉刺激来加强诱导作用。当患者进入催眠状态时,给予事先制订好的心理暗示治疗方案,有针对地进行治疗。

(五)家庭疗法

家庭疗法又称家庭治疗,是以家庭为对象而施行的心理治疗方法。协调家庭各成员间的人际关系,通过交流、扮演角色、建立联盟、达到认同等方式,运用家庭各成员之间的个性、行为模式相互影响与互为连锁的效应,改进家庭成员的心理功能,促进家庭成员的心理健康。夫妻治疗(也叫婚姻治疗)是家庭治疗的一种特殊模式。

家庭疗法与以个人为对象而施行的个体心理疗法有所不同,其特点是不太注重成员个人的内在心理构造与状态,而是把焦点放在家庭各成员之间的人际关系上。

由于家庭是社会的重要功能单位,它与每个家庭成员的关系最为密切。家庭中每个成员的个性、价值观以及对社会的适应模式等,皆在家庭的熏陶下形成。家庭成员之间密切交往,互相产生正性和负性的影响。但是,由于家庭功能不良,如家庭领导功能不良、家庭界限不清、外人插入、家庭内部互相折磨、家庭关系扭曲、单亲家庭、重组家庭、寄养家庭、家庭松散、家庭成员互不关心,以及家庭交流模式不同等,都能使所有家庭成员在不同程度上卷入家庭纠纷,在病态的家庭关系中都占有一角,从而导致个体各种病态情感和行为障碍。

(六)来访者中心疗法

来访者中心疗法是由美国临床心理学家罗杰斯创立并发展起来的。罗杰斯的基本假设是人是可以信赖的,能够进行自我理解、自我指导,能进行积极的改变,具有解决问题的潜能,不需要治疗师的直接干预。治疗师的作用是创造一种良好的、特殊的治疗关系,引导来访者的自我成长。

治疗过程分为 7 个阶段。

第一阶段:交流被来访者看作是外在的、与自己无关的,思维表现出刻板的、非个人化的、分离的内容。

第二阶段:来访者可以自由地谈论一些自我之外的话题,感情得到描述,但更多地描述外在的行为而不是内心的情感,理智化的倾向依然严重,对治疗表现出更大的兴趣。

第三阶段:来访者开始能够描述个人对外在事件的看法,开始认识到经验中的冲突,但自我描述仍然有限。

第四阶段:来访者能够描述情感和内在体验,并开始体验当下的感受,开始展示自己的内心世界,但会表现出恐惧和怀疑。

第五阶段:来访者对情感和个人意义的分化更加明确,能够接受自己的真实感情,对自己的问题开始进行有目的的探究。

第六阶段:来访者内心的情感变得更加自由和开放,能更容易接纳自然、真实的自己。

第七阶段:来访者能更多地自由表达、自我接纳及自我信任。

(七)团体治疗

团体治疗是在团体情境中开展心理治疗的一种心理治疗方法。与个体心理治疗相比,团体治疗有其独特的治疗效果。人是社会化动物,群体性是人类进化的重要特征。人不能离开群体而生活,同样心理问题和心理疾病的解决也不能脱离群体。

团体治疗是心理治疗的一种特殊形式,它是指少数个人在经过培训的心理治疗师指导下,自我帮助和相互帮助。Kaplan对团体治疗是这样定义的,即具有相同或类似心理异常的求助者结合在一起,利用团体成员间的相互诱导、相互影响和相互帮助,促进各成员对自己所存在的问题有所认识,从而解决自身心理冲突、有效控制消极情绪、矫正不良行为和消除精神症状的治疗方式。团体治疗主要对象是一些有心理障碍的群体。

团体是指2个或2个以上的人,为了达到共同的目标,以一定的方式组成的相互依赖、相互作用的个体集合。因此,团体具有以下4个特征。

(1)成员相互依赖,心理上彼此意识到对方。

(2)成员在行为上有相互作用,彼此产生影响。

(3)成员有共同的需要与目标,逐渐产生一种"我们属于同一类"的感受。

(4)成员之间有共同的行为规范。

通过几次或十几次的团体治疗,参加者就共同的问题进行讨论,相互交流探讨,彼此启发互动、支持鼓励,让组员观察、分析和了解自己的心理行为反应,从而改善情绪反应方式、人际关系等,增强社会适应能力,促进老年人心理健康。

(八)音乐治疗

音乐可调节呼吸系统、循环系统、内分泌系统等的生理功能。音乐可使呼吸道平滑肌松弛,减少呼吸道阻力,起到解痉作用;一曲娓娓动听的小提琴协奏曲可使血压下降10~20mmHg;音乐对精神神经系统亦有良好的作用,它可以改善注意力、增强记忆力、活跃思维、启发和丰富想象力及创造力;可以改善情绪、改善人的个性特点和行为方式、增强自我信心,并具有良好的镇静、镇痛作用。现代音乐疗法对老年人的作用主要体现在以下 3 方面。

（1）在人们兴奋、焦虑、愤怒等不同环境下，灵活运用音乐，就会使兴奋的人感到镇静，焦虑的人感到有所发泄，愤怒的人感到心中的怒火在逐渐熄灭。

（2）通过其发泄唤起自身的自我治愈力，对危害躯体健康的东西所进行的排泄，起到的是"净化"的作用。

（3）旋律丰富的乐曲可使老年人心神安定，让紧张的肌肉松弛下来，有缓和身心紧张的作用。

（九）艺术疗法

艺术疗法是一种用艺术作品作为心理治疗的工具，帮助患者在内外环境中找到和谐关系的治疗方法。通过艺术实践可以让患者疏泄情感，提高患者的现实认知水平；可训练患者集中注意力，提高灵巧性和意向的持久性，在组织集体创作时，还可以增强患者的集体主义精神和人际交往能力；有助于患者与治疗者建立良好的医患关系。实施艺术疗法的活动方式，可视患者的个人情况而定。最简单的方法是向患者提供艺术材料，并让他做他想做的事。艺术治疗的形式多种多样，因人因地而异。针对老年人艺术治疗的具体方法如下。

（1）绘画小组。老年人自由组合，数人一组，协同作画。目的是丰富生活内容，增强集体感，建立与他人的接触，给予自我表现的机会。

（2）室内外写生。临摹静物、描绘娱乐活动场面、捕捉自然景观印象，表达自己的情感等，可使老年人进入创作意境，改善情绪，获得乐趣。

（3）特殊技巧。如做盆景、插花、雕塑、绘制工艺品或陶瓷、制作镶嵌画等。

（十）运动治疗

运动治疗又称体育疗法、体育医疗，是借助于运动来使患者调整身心、恢复健康和劳动能力的一种方法。中国是世界上最早应用运动疗法的国家。

1. 运动的防病健身功能

肌肉活动长期减少，会使血液的循环功能减退，从而影响大脑和全身每个细胞的功能，对心理功能也会产生不良影响。同时，人体的整体性功能调节主要依靠神经内分泌系统的反馈回路来保持内环境的相对稳定，保持同外界环境间的平衡。机体身心状态的恶化与人体自动调节和控制功能的下降有关，是内外环境失衡的结果。肌肉长期缺乏运动，会使机体的感受器钝化，各级控制中枢对信息的处理过程失灵。适度地运动是保持和加强机体对内、外界环境变化的应变能力，维持生存和保持持久工作能力的重要途径。

2. 运动的镇静功能

运动的镇静作用可影响到皮质与脊髓。运动的效应相当于肌电生物反馈和某些安定药，运动可以降低状态性焦虑。

3. 运动的抗抑郁功能

长期中等强度或剧烈运动可减轻非精神病性抑郁。

生活中,常见的运动方式有手指操运动、健身球锻炼、太极拳锻炼、跑步、散步、健身操、床上健身法等,对老年人尤为适合。

(十一)冥想

冥想有很多种方法,每一种都与不同的信仰体系有关,但存在一些共同的特征。一是指导放松和调整呼吸;二是引导转移注意的方式,使患者不去注意外部世界及占据内心世界的思潮,通常通过重复一个词或短语来达到这一目的;三是在一天的其他活动中选择一段时间来恢复平静;四是参加一个团体,其中的成员确信这些方法有效并能相互鼓励练习。这种团体的力量正是医院中松弛程序所缺乏的,在老年人中应用,可以增加团体的动力,减少老年人的孤独感,帮助老年人放松心身。

(十二)现实疗法

现实疗法是由美国精神病学家威廉·格拉塞创立的一个心理治疗流派。1965年,格拉塞的《现实疗法》一书问世,标志着现实疗法的正式推出。他批驳了传统心理治疗的一些基本理念,系统地阐述了现实疗法的理论和应用。自此以后,现实疗法就以其特色迅速受到治疗者的关注并推广开来。

现实疗法从理论上看,属于认知行为疗法。它强调人的理智和逻辑能力,以问题为中心,以现实合理的途径求得问题的解决。它注重思维和行为,较少直接针对情感和情绪;它立足于现在和将来,而不纠缠于过去;它重视"怎么办",而不深究"为什么";它强调人的自主独立、自己对自己负责这些品质的作用,主张医师要采用"卷入"式的治疗,而不像人本主义疗法那样让患者取得完全支配、自主的姿态。要求医师更积极主动地给予指导。

现实疗法认为心理困扰来自失败的统合感。具有失败统合感的人感到自己没人喜欢、孤独,觉得自己渺小、无为、自卑、自责,甚至觉得自己一无是处。因为自己的行为不能满足基本需求,为此焦虑不安,继而感到无能为力、难以改变局面、不能承担责任,倾向于让步、放弃、逃跑,这些就是心理问题的表现形式。

现实疗法对老年人而言,首先要求医师必须实行相互"卷入"式的医患关系,用真诚、理解、尊重的态度对待老年人,使其体验到价值感。其次,医师和老年人一起分析哪些行为是无效、无益、不适合的,并强调老年人自己应对这些行为负责,帮助其选择负责任的行为,制订有建设性的行为方案,以便逐步达到对自己生活有效的控制,体验到成功的统合感。

(十三)沙盘心理治疗

沙盘心理治疗是指利用沙土、沙盘和微缩模型为工具,创造出一个人的内心世界(创世技术),借此来了解和治疗来访者的心理问题。

对老年人实施积极想象技术,首先,诱导出宁静的心灵状态,摆脱一切思绪,以自然观察的方法,注视无意识内容的自发展现和展开。其次,用书面形式或其他形式,如画画、雕塑、舞蹈、音乐等象征表现手法,把这种体验记录下来。再次,心灵的意识开始积极地、有意地参与和无意识的对峙、交流，直到无意识产物的意义和含义被意识理解，并保持一致。最后，一旦意识和无意识互相达成一致，个体能够有意思地生活，就必须遵守某种新的伦理观点和义务，即个人不再像以前未认识到无意识的潜在作用时那样看待他的生活。这样使老年人在沙盘游戏中更加热爱自己的生活。

（程露杨，张美杰，毛竹青）

第三章　认知障碍与精神科疾病

第一节　抑郁症

认知治疗学派的创始人阿伦·贝克(Aaron Beck)和他的同事最早的临床研究始于对抑郁症的治疗。他们在1979年发表了关于单向抑郁症认知治疗和氯丙嗪药物治疗比较的研究论文。研究结果发现,认知治疗的疗效优于药物治疗。这为以后认知治疗在临床中的广泛应用奠定了基础。因此抑郁症的认知治疗模式常被视为认知治疗的临床典范。

抑郁症是人群中一种常见的心理障碍。在我国颁布的《中国精神障碍分类与诊断标准(第3版)》(CCMD-3)中,抑郁症被划归在心境障碍的范围之内。美国20世纪90年代EAC研究资料显示抑郁症终身患病率为17.1%,总的发病率范围为2%~25%。同期我国的统计资料显示,人群的发病率为3%~5%。这个数据远低于美国,其原因可能与疾病的分类系统、诊断标准和人们对疾病的认识程度有一定的关系。

一、评估

(一)临床表现

抑郁症的主要症状可表现在情绪、行为、认知、躯体症状和人体征象五方面。

1.情绪表现

情绪低落,心情压抑沮丧,无愉悦感,兴趣下降明显,反复出现想死的念头。

2.行为表现

行为退缩,不喜好与外界接触,与外界情感交流缩窄,自我封闭,回避人际关系,不愿参加社会活动,有自伤或自杀行为。

3.认知表现

有自责、负罪感,对人生无望,厌世无助,注意力难以集中,优柔寡断,犹豫不决,记忆力下降。

4.躯体症状

精力减退,疲劳乏力,失眠或多睡,经常早醒,厌食或多食,体重明显下降,精神运动性迟滞或激越,腹泻或便秘,性欲下降,常出现昼重夜轻的规律性周期波动状态。

5.人体征象

躯体弯腰曲背,动作呆板迟缓,面容悲凄伤感,皮肤干燥粗糙,舌苔厚腻,口臭。

(二)评估要点

对于抑郁症的评估需要注意区分两种性质不同的状况。

1. 一般情绪波动

每个人都会有情绪波动的状态,有情绪低落的体验。有的是因个人的生理周期所致,有的是被某些社会生活事件所引发。这些都是在正常的范围,在日常生活的情理之中。随着生理周期的转变或外来负性刺激的削弱,低落不悦的情绪状态也随之自行缓解。在遇到创伤性生活事件后产生心境不佳,如果迟迟走不出情绪萎靡的状态,就有可能发展为抑郁状态。

2. 抑郁发作

在 CCMD-3 中,抑郁发作的核心症状是情绪低落、兴趣下降、精神运动性迟滞或激越及无器质性疾病的躯体症状。如果抑郁症状持续 2 周或 2 周以上就符合诊断标准。抑郁发作又可分为单相抑郁和双相发作。单相抑郁是指在整个病程中只有抑郁发作或反复抑郁发作,而双相发作是指病程中既有躁狂发作,又有抑郁发作,这又称作双相性情感障碍。

(三)严重程度及认知治疗的适应证

根据贝克抑郁量表(BDI)的评定标准,总分小于 10 分,属于健康或无抑郁;总分在 10~15 分,表明有轻度情绪低落;总分大于 15 分,表明患有抑郁;总分大于 25 分,表明抑郁程度较严重。另外,根据我国常用的《抑郁自评量表》(SDS)、《90 项症状清单》(SCL-90)等量表,从测量的结果结合临床表现,也能判断患者抑郁的程度。

符合单向抑郁诊断标准的大部分抑郁症患者适合进行认知治疗,对于双相性情感障碍的患者,根据患者病情的实际情况可考虑进行认知治疗。但是对于躁狂发作的患者一般都不适宜接受认知治疗。

二、病例概念化

认知治疗中的病例概念化是根据患者心理障碍的认知模式来进行,是认知治疗过程中治疗师通过归纳方法,根据患者所提供的在有压力情况下的认知、情绪和行为等内容建立并不断完善的概念构架。治疗师则遵循这一特定的构架,对患者实施针对性的干预。

(一)抑郁症患者的认知构架模式

认知治疗的理论认为构成非内源的单相抑郁是患者的遗传、生物、发展、人格、环境、生活事件、认知等多种因素相互作用的结果,其中认知是最为重要的因素。抑郁症患者在认知方面存在着功能失调的特征,这种特征是患者以曲解和负性的认知来看待与对待自我、环境及未来,这又称作抑郁"认知三联征"。这些负性的自我观、世界观、未来观是患者从自己的生活经验中逐渐习得形成,同时又充满着强烈的情感成分,最后沉淀在抑郁症患者的信念系统中,其负性的核心内容是"我没价值""我不可爱""我无希望""我很无助"等。

抑郁症患者的认知是曲解的,他们的想法和思考在很多方面都会出现逻辑错误,片面地解读信息,充满了盲目过滤的成分。他们对一件事物只看到负性的一面而忽视其正性的一面。因此抑郁症患者的知觉、回忆、推论、长时记忆等功能都会出现失调。在这种僵化认知的支配下,患者在作出抉择方面会出现各种失误。功能失调性反应一旦被激发,包括行为、动力、情绪、躯体症状等方面又会对曲解的认知产生一种正性反馈,强化抑郁症患者对曲解认知的进一步肯定和认同。这种反馈能产生放大效应,使患者的抑郁状态日趋加重。

(二)对抑郁症认知构架的重塑预设

治疗师在了解抑郁症患者认知构架模式的基础上,需要对患者如何建构新的认知构架模式有一个完整的预设。由于这仅仅是一个预设,所以不可能做到精确和周全,但是需要有一个整体的思路,要根据抑郁症认知模式的特征考虑如何建立一个帮助患者走出和摆脱抑郁的基本框架。

抑郁症患者一般都有一个不易走出的认知恶性循环,这正是治疗师需要尽力帮助患者走出的怪圈。治疗师应首先全力调整患者负性的自动想法,一旦这一环节被打破,患者抑郁的心境就能得以改善。同时就有可能对存在有偏误的回忆及感知进行反省,找出存在的问题,并进行矫正。

理性合理的感知就能以积极客观的结果给予自动想法不断的反馈,这就能强化患者乐于对功能失调的负性自动想法进行舍去和替换。当然患者抑郁心理障碍的源头和根底还应追溯到认知潜在层面的核心信念及中间信念。

治疗师只有使患者的信念体系得到真正的调整,患者才能从根本上稳定地改善抑郁状态,完全走出抑郁的困境。

三、认知行为干预的策略和常用技术

(一)认知干预的策略和常用技术

根据病例概念化,抑郁症患者陷入在一个抑郁的认知循环中,这就是"负性自动想法→沮丧的心境→偏误的回忆和感知"的循环。在这一循环中的任何一个环节被打破,都能对消除抑郁状态产生积极的破解作用。治疗师需要根据患者的实际情况来考虑哪一个环节最能成为松解患者抑郁循环的突破口。

从调整负性自动想法入手是认知治疗中最常用的干预策略,因为负性自动想法一旦被调整和转变,以合理的想法替代负性的想法,就能改善沮丧的心境,也能反思和重新整理偏误的回忆和感知。另外,在转变负性自动想法的过程中也为挖掘潜在心理机制、调整负性核心信念和中间信念奠定一定的基础。

这里并不排斥首先从心境或偏误的回忆以及感知入手去打破抑郁的恶性循环。这对于某些患者,尤其是情绪反应强烈,对回忆和感知具有高度敏感性的患者,具有独到的价值。

1. 收集负性自动想法

治疗师治疗干预一般是从收集功能失调性负性自动想法入手。治疗师在对患者充分解释自动想法的含义、表现形式、作用意义以及收集自动想法的具体方法以后,便进行现场示范操作,和患者一起练习如何收集负性自动想法。然后再以此作为家庭作业布置给患者,要求患者在日常生活中进行自动想法的自我收集。治疗师在指导抑郁症患者收集自动想法过程中需要帮助有些患者解决可能出现的一些困难。以下是常见的问题及应对方法。

(1)拖拉记录自动想法。由于抑郁症患者的内动力较低,他们对于各种事物的兴趣较差,当要求他们在情绪低落的状态下记录即刻的负性自动想法时往往会以拖拉的态度来对待,不能及时地记录自动想法。治疗师应鼓励患者,说明记录自动想法在认知治疗中的重要性,而且要告诉患者对于自动想法的即刻记录和事后的回忆记录会有一定的误差,所以需要患者积极配合,及时把脑子中涌现的负性自动想法记录下来,并进行整理,填写到标准化的记录纸上或写成文档。

(2)错过典型自动想法。抑郁症患者即使尽力配合收集负性自动想法,也有可能只记录一些无关紧要的想法,而没有体现出有价值的负性自动想法的核心内容。此时治疗师应该向患者明确指出存在的问题,同时需要帮助患者理解负性自动想法冒出的同步背景,即在感到情绪低落、消沉、沮丧、无望时所伴有的想法。实际上,想法的出现都先于情绪反应,但很容易错过对自动想法的感知,而只是体会到抑郁的情绪,所以要敏锐地捕捉这些一闪而过的负性自动想法,使收集到的负性自动想法的内容与抑郁的情绪及行为反应有密切的关联。

(3)只述解释不提想法。混淆"解释"和"想法"是患者在收集负性自动想法中很容易出现的问题。有些患者把对自己在什么情境下出现抑郁情绪的自我解释误认为是负性自动想法,所以记录的内容会很多、很杂,却不得要领。治疗师需要帮助患者区分解释和想法,多强调自动想法的反应性特征。要求患者仅是记录自主冒出的想法,而非表述产生抑郁情绪的理由。治疗师可以列举一些患者当前的例子,引导患者避免进行解释,练习收集自动想法。

2.识别负性自动想法

抑郁症患者在看待和对待自我、环境和未来这三方面负性认知的强度存在着各自的侧重点,所以他们所反映出的负性自动想法内容也有一定的倾向性。治疗师需要辨析患者自动想法内容的侧重点,并根据患者想法的特征来考虑对患者的认知实施干预。

3.检验负性自动想法

当患者能够对自己的功能失调性自动想法进行识别时,治疗师还须和患者一起进一步探询支持自动想法的理由,使患者能更加清晰地认识到负性自动想法所带来的功能失调,包括对情绪、行为和生理功能的负面效应。这也为下一步用理性的合理的想法进行替代打下基础。在和患者共同检验负性自动想法中,治疗师常用的技术有诘问驳难、探寻证据、纠错逻辑和理性替代等。

(1)诘问驳难。这种方法又称为诘难,运用言语挑战的方式对患者支持负性自动想法的基础和支撑进行质疑,让患者自圆其说。实际上治疗师通过诘难,引导患者对负性的想法进行反思,发现问题,从而尝试多方位的思考。

(2)探寻证据。患者的负性自动想法一般都有着他们独特的证据,所以患者都认为这是言之有理。但实际上他们的证据往往存在着偏误和缺损,导致了想法的曲解和负性的功能。治疗师需要和患者一起去探寻负性自动想法的证据,从中发现存在的缺陷,动摇患者对负性自动想法的可靠性和真实性的坚持。有些证据可以通过一些直接的方法获取,有些则需要通过一些间接的方法引导患者重新辨别证据的真伪。

(3)纠错逻辑。有时患者自动想法的功能失调是由逻辑错误导致,所以纠正患者的逻辑错误也能使患者打破情绪低落的负性循环。

(4)理性替代。功能失调的负性自动想法的理性替代是抑郁症治疗在表层认知调整的常用经典技术。通过治疗师和患者的对话交流,教会患者掌握何为理性的想法,如何采用理性的想法来替代功能失调的负性自动想法,从而达到调整情绪和行为的可靠效果。患者对于学会理性想法的替代操作需要有一个过程。即使初期完成建立理性的自动想法,但是患者对于新想法的相信程度还是缺乏力度。随着操练的深入以及通过理性想法替代所产生的积极效果的正性反馈,患者对新的理性想法的相信程度会逐步提高,替代的效果就会更好。

在理性替代负性自动想法的操练中,患者会出现一些常见的问题,治疗师应注意并及时处理。

其一,替代的理性想法并非真正理性。有些患者会采用一些非理性的想法来替代非理性想法,所以新想法并不能产生调整情绪和行为的有益作用和效果。治疗师应向患者解释替代的想法并非都是合理的,需要多动脑筋,多进行尝试,以情绪和行为的正性改变为准绳来探索寻找有效的理性想法。

其二,替代的理性想法功效欠佳。患者虽然花了不少心思尝试采用他们认为是理性的新想法来替代原来的功能失调的负性自动想法,但是在实际的使用中却发现新想法的说服力不强,替代后的效果不明显。治疗师对于这种情况应理解患者的困难,对患者多加鼓励,多加引导,让患者充分发挥潜力,共同探讨有效的理性替代想法。

其三,替代的理性想法难以巩固。有些患者尽管已经能够做到用理性的想法对非理性的自动想法进行替代,但是从新、老想法的力量对比上新的想法仍处于弱势状态,所以替代很容易显得疲软,容易返回到以原来习惯的非理性想法对事物作出反应。治疗师应充分意识到患者非理性自动想法的顽固性以及其背后有着负性信念的支撑。因此,要患者真正做到理性想法的替代还需进一步的努力,只有从调整患者负性信念入手,才能从根本上解决理性想法替代的稳定性。

4. 检验并矫正负性中间信念和核心信念

抑郁症患者的信念系统中所存在的负性中间信念及负性核心信念的成分是其发生抑郁的潜在心理机制。因此对于患者潜在层面的认知干预具有调整和改变患者心理问题及心理障碍的重要意义。

5. 认知干预的其他基本技术

在认知干预方面除了以上所述的干预技术以外,还有一些基本技术也可以参与使用。这些技术不只是对于治疗抑郁症有效,对于其他各种心理问题和心理障碍的认知干预都能产生一定的疗效。

(1)分散注意。当患者过分地把注意力集中到自己对周围人和事的影响以及周围环境与他人对自己的反应时会感到沉重的压力,有一种不知所措的感觉。如果此时能采用一些分散注意的方法,如变更手头的事务,转换沟通的话题,帮助别人克服困难,暂时脱离当时的情境等,都能够达到分散注意的效果,使患者中断沉浸的思绪,使一时的压力趋于减缓。

（2）逐级推导。逐级推导又称为"垂直向下技术"。这是一个因果逐一深入推导的过程，目的是引导患者从负性自动想法开始推导支撑负性自动想法背后的深层面的假设及核心信念。该技术的一个关键用语是如果此想法是对的，那么将意味着什么？治疗师在对患者实施这项技术时，不要夹带任何质疑的口吻，而是一种合作性姿态共同探讨。推导过程是一个开放式的深入过程，鼓励患者广泛寻找答案，紧接着答案便成了一个新的提问起点，使问答朝着揭示负性的假设、规则及核心信念的方向推进。同时也给患者展开一个反思的空间，允许患者在推导过程中重新思考，有所觉悟。

（3）解释图式。图式在心理学中又称为架构或模式，是对信息加工的一种特定方式。抑郁症患者在其图式的加工中存在一定的偏差，他们往往过于关注失败、拒绝、抛弃、控制、赞赏、无助或者吸引力，关注自身不完美的细节，而且习惯地与别人的成就做比较。治疗师应向患者指出每个人都会不同程度选择性地关注某些事物而忽视另一些事物。但是当这种倾向过于偏离，就很容易出现"有色眼镜"的效应，即在看待自己、他人和周围环境时都蒙上一种特殊的色彩。当患者关注拒绝，拒绝便真的存在；当关注自己的失败，记忆中都会是失败的图像，而在实际生活中曾经有过或者是当前存在的成功的事实却完全被挡在视线之外。所以说，抑郁症患者眼睛中的世界与正常人之间的差别就在于他们对信息加工的图式截然不同，他们把事物的积极方面都过滤了，留下的尽是一些消极的内容。因此治疗师不仅要使患者懂得其图式的特点，同时还要引导患者脱去"有色眼镜"，用健康的肉眼去观察和评估真实的世界。

（4）角色置换。这种技术的操作要求患者与自己原本的我保持距离，淡化患者所经历的具体事件，从第三者的角度来看待和评判患者自己的特质以及与周围人之间相互影响的结果。这种方法能帮助患者摆脱情绪化倾向，多角度地看待自己、别人及环境，这有益于建立客观的视角和评估效果。

（二）行为干预的策略和常用技术

缺乏动力和主动性是抑郁症患者的行为特征。他们一般都会表现为懒散、被动、拖拉、不修边幅、减少社交、缺乏目标、无所事事。所以对于抑郁症患者的行为干预策略的重点是详细监测患者的活动状态，根据患者行为表现的特点鼓励和强化患者行为方面的主动性与积极性。

1. 活动监察

治疗师要求患者每天填写一份《每日活动记录表》，并向患者解释对日常活动记录和进行自我监察的意义，这不仅是对患者日常生活内容的详细记录，能够清晰地了解行为状态，而且是一个动态的监察，可以不断地观察患者在抑郁症的治疗过程中行为活动的变化及改善。

2. 日程安排

一旦患者厘清了自己抑郁的行为特点，治疗师便可以引导患者进行新的日程安排。治疗师应鼓励患者对自己的行为进行挑战和改变。由于抑郁症患者处于低动力状态，即使患者能配合对作息安排进行新的调整，但治疗师不可对他们要求过高，跨度过大，只有循序渐进，逐步提升，才能达到良好的改变效果。具体的操作可分为以下 4 个步骤。

（1）建立目标。要求患者建立一个程度适宜的日程活动目标。可以参照患者对自己每日活动的监察中所显露出的行为弱项，作为行为改变的重点，目的是使患者被动消沉的行为状态得以改善。

（2）自我监督。患者对自己的日程表中的内容重新作了调整以后，并非就能严格执行。伴随抑郁而持续了一个阶段的行为模式及生活规律具有很强的惯性，所以当患者自愿做出改变时，需要进行严格的自我监督，督促患者按照新的日程安排内容来执行，而不能松懈，得过且过，放松要求，自我原谅。可让治疗师作为评判员协助患者进行自我监督。

（3）功能评估。当患者经过努力，局部或全部地执行了新的日程安排，此时就需要跟进功能评估，定性、定量地评估目标行为与应对性改变行为之间的一致程度。治疗师作为评判员，需要和患者一起分析行为调整中的成功与欠缺，讨论患者在操作中所遇到的困难以及应对的方法，使医患双方都能做到心中有数。

（4）稳定成效。患者在经过一番努力以后，在实施新的日程安排方面有了一些成效，此时治疗师就应着手稳定患者所取得的进步。社会支持是很有力的强化力量，当患者的行为改善体现在每日生活状态和生活内容上，患者周围的人也都会感知患者鲜明的变化。此时患者需注意收集来自各方的肯定自己的反馈信息，这些信息将能鼓励患者继续努力并强化患者的成效巩固。

3. 愉快满足

对于抑郁症患者日常生活的内容，有选择地鼓励患者把精力多投向能够带来愉快和满足的事物及活动，这对于调节患者抑郁状态的行为具有积极的作用。治疗师须和患者探讨能够激发患者兴奋、愉快、满足的敏感点，设定一些活动项目并尽量参加，从中获取乐趣，增强内动力，有助于摆脱抑郁情绪的困扰。如阅读有关心理调节的科普读物，听沉思类型的音乐，参加适当的体育锻炼和群体活动，把精力定向释放，达到心身调节的作用。同时也应避免沉湎于一些单一的无治疗意义的活动，如打游戏、玩牌等。因为即使这些活动能使患者得到一时的欣快感，却起不到调整抑郁状态的作用。

4. 布置任务

给抑郁症患者布置一些有意义的任务，要他们去完成，这对患者是一种内动力、自信的增强以及疗效的体现。布置任务要针对患者的承受能力，由小到大，由轻到重，逐步增强剂量。任务的布置一定要付诸实践，指导患者操练，让患者在活动中体验到自己的进步，从进步中感受到自己的价值。任务的内容可不拘一格，但总体的目标是改变患者的规则及行为模式。治疗师对患者作改变的要求是"小步走，勿停步"。当患者有了一点进步时，治疗师一定要给予充分的肯定、积极的鼓励和由衷的表扬。这样就能让患者体会到自己努力的显著效果，促进患者加倍努力，提高他们的信心和恒心。

（刘伟，岳辉，张美杰）

第二节　焦虑症

焦虑症是人群中一种很常见的心理障碍,主要分为广泛性焦虑和惊恐障碍两种。约有5%的个体患有广泛性焦虑,约有 1.7%的人在一生中有过惊恐障碍。焦虑症的患病率女性高于男性。焦虑症常与其他心理障碍构成共病,最常见的有抑郁症、恐惧障碍、强迫障碍、适应障碍、创伤后应激障碍等。

焦虑是人类的基本情绪,并不意味着具有病理情绪性质,只有当具备某些特征时,才成为病理性焦虑。病理性焦虑的强度往往无现实基础,是一种非适应性的情绪状态。焦虑的产生与一定的人格特点有关,导致心理痛苦和自我效能的下降,而且并不随着客观问题的解决而消失。当出现病理性焦虑时,机体往往伴有各种神经系统的症状,如胸闷、心悸、气短等,有的患者还会预感到灾难降临或威胁来临而感到异常害怕,而且会感到缺乏应对能力和无法适应,为之深感紧张不安和内心痛苦。

一、评估

（一）广泛性焦虑的主要临床表现

广泛性焦虑是一种以缺乏明确的对象和具体内容的提心吊胆及紧张不安为主的担忧状态。慢性轻度焦虑可表现为紧张、担心、烦恼和容易激动。这些症状与所处的环境因素有较密切的关系。慢性中度焦虑除了有紧张不安、提心吊胆之外,持续时间可超过 6 个月,甚至长达数年。患者伴有明显的自主神经反应,如心动过速、恶心、尿频、腹泻、手脚冰凉、出汗,同时还可出现失眠(以入睡困难为主)、注意力集中困难、疲乏、叹息、发抖、易惊等。广泛性焦虑有家族性发病倾向。

（二）惊恐障碍的主要临床表现

惊恐障碍是以反复的惊恐发作为主要原发症状的神经症。这种发作具有不可预测性,也不局限于某种特定的环境。这种发作并不是广泛性焦虑的程度加强,也不是由广泛性焦虑所诱发,但有些患者可伴有广泛性焦虑。惊恐发作有它的"自限性",即发作到最后有自主缓解的倾向。

惊恐发作发病突然,难以预料,所出现的症状往往只有患者自我感受,他人难以想象和体验。症状主要表现为强烈的自主神经反应,如心悸、胸闷、胸痛、震颤、窒息、腹痛、出汗、眩晕,此外还可以出现解体感、错乱感、恐慌感、发疯感和濒死感等。

惊恐发作的患者往往极度焦虑和害怕,又感到束手无策。在一般情况下患者会想方设法求医。求医过程从急诊挂号、候诊、询问、检查、诊断到医学处理需要一段时间。由于惊恐发作有其"自限性",所以当就医过程结束,患者的发作症状也就自行趋于缓解,有的甚至不需要医学处理。患者常为自身的"严重症状"和医师的一般处理而感到不满与无奈。

与惊恐发作患者沟通交流大多都无法得到有关发作的诱因、特定情境以及发作前的预兆等信息。惊恐发作可以在一天内、一周内或一个月内反复发生,但是反复频繁发作的患者临床中并不多见。

濒死感是惊恐发作中一个非常特殊的症状,因为即使在病危临终的患者中也很少有人向别人表达自己有濒死的感受。可见惊恐发作患者所感受的痛苦之极。这种濒死感是由一种强烈的负性刺激和具有冲击性的社会生活事件所导致的,并构成了患者对这些情绪体验及躯体症状害怕恐惧的深刻阴影。这些阴影能成为恐惧症患者引发功能失调的负性自动想法的导火线,所以约有1/3经历过惊恐发作的患者以后会转变为场所恐惧症。

(三)评估谈话内容

治疗师对广泛性焦虑或惊恐障碍患者在治疗性谈话中,需要收集大量有关的信息后才能对患者做到充分的了解,准确的诊断,全面的评估。以下是谈话的基本内容。

1.发生心理障碍的一般情况

(1)当时情境。治疗师需要详细了解患者发病时的情境。对于惊恐障碍的患者,了解其首次发作时的情境尤为重要。因为患者对此情境的记忆会特别深刻,有时还会出现谈虎色变的状态。治疗师需要询问患者"当时你在哪里?""当时的环境有何特别?""外界有什么引发你难受的因素?"等。

(2)躯体反应。治疗师要求患者准确地描述自己当时的躯体反应。尽管有些患者难以准确地描绘自己当时的感受,但可以通过引导或用比喻等一些间接的表达形式,尽可能地由患者自己来表述,达到能使治疗师听懂、理解的目的。如"当时你感到身体上有什么反应?""你能否把当时的感受详细地描述一下?""如果你觉得表达这些难受的感受有困难,可以打个比喻来描述"等。

(3)想法。了解患者当时的想法就是要收集患者在认知方面的反应模式。患者提供这方面的信息多半是回忆性的,所以治疗师既要尊重患者的配合,又要估计到信息中可能夹带的想象、推理或屏蔽等现象。如"你当时是怎么想的?""当时在你脑海中一闪而过的念头是什么?"等。

(4)行为。患者的行为是伴随认知和情绪同时出现的反应,既能反映患者当时的状态,又能体现患者在行为方面的自我调适机能。如"你当时是怎样做的?""你当时做了什么选择?""你采取应对行为后的效果如何?"等。

2.预防反应

处于焦虑状态的患者,尤其是惊恐障碍的患者,会自发地作出各种预防性的反应以应对自己的焦虑情绪,并试图预防焦虑和惊恐的再度发生。收集这些信息,治疗师可以了解患者的内在动力、预防措施以及客观效果。治疗师可以询问患者在做预防反应时的情境,他们的反应活动方式,他们积极主动的措施或者姑息被动的姿态。如"当时你是怎么对付的?""你用什么方法来预防再次发作?""你的预防措施管用吗?""用了这些方法真的能够达到你所预期的效果吗?"等。

3.自我调整

患者处在焦虑压力的情况下通常会自主地进行自我调整。治疗师除了解患者情绪调整的行为方法以外,需要特别关注患者在想法方面的自我调整。有时患者的调整会产生一定的正向效果,有时也会误入越调越差的状况。此时治疗师需要识别患者的成功之处以及调整失败的内在因素,这正是对患者进行认知干预的切入点。治疗师可以向患者提问"你是否自己试过采用一些方法进行自我调整?""你的自我调整能够获得效果的原因是什么?""你用了这些方法进行自我调整,结果并不理想,你认为是由什么原因导致的?"等。

4. 对外态度

治疗师还需了解患者在焦虑状态下对待周围亲朋好友的态度,这实际上在评估患者的部分社会功能。当患者处于十分焦虑的状况,他们会忽视自己对待周围人的态度,他们顾及了自己的情绪却忽视了旁人的处境及情绪,这样十分容易被别人误解。当患者的亲朋好友作出不理解或不一致的反应时,患者客观上又承受到来自周围人群的压力。这是一种社会压力,其性质及强度与患者的心理压力不完全相同,会使得患者的社会功能受到不同程度的削弱。治疗师可以向患者询问"你周围的亲朋好友是否觉察到你处在焦虑状态之中?""你是否因只顾自己对焦虑的应对而忽视或得罪了周围的人?""你是否有回避与人接触和交往的倾向?"等。

5. 核心信念

核心信念是患者心理障碍的深层根底。所以治疗师可以试着在评估中涉及这一话题。回答这一问题对于患者可能会有一定难度,但是治疗师可以尝试获取这类信息。如"你认为构成你焦虑的根源与你的什么想法有关?""是你的哪一种坚定不移的信念导致你出现惊恐?"等。

6. 行为经验

患者处于焦虑状态或出现惊恐发作,都曾有过自己独特的行为应对。有些能缓解症状的行为无形中构成了患者的经验,成为他们自己应对的行为模式。但是并非所有的行为应对模式都是合理的,有的即使已经塑造成了患者的行为方式,但是它在合理性、适应性和功能性方面存在一定缺陷,治疗师还需要指导患者调整行为模式,不能让他们拘泥于不适应的行为经验。如"你在焦虑(惊恐)时会用什么行为方法来缓解你的情绪?""你所采用的行为应对的方法效果如何?""除了采用这样的行为应对以外你还尝试过使用其他的方法吗?"等。

7. 失败原因

前来求医并接受认知治疗的患者一般都处于困境,因为他们往往经过一番努力来克服和应对自己的心理问题及心理障碍,然而失败了。有的患者可能曾经接受过其他类型的心理治疗,疗效欠佳。治疗师需要向患者询问其失败的原因,目的是医患双方都须总结经验,不能重蹈覆辙。如"你能否反思一下自己尝试应对失败的原因?""你已经努力来调整自己,但是效果有限,你反思一下可能有什么原因?""你以前接受过哪些心理治疗,效果如何?"等。

8. 药物治疗

治疗师对患者的用药情况应作详细的了解,如用药类别、用药剂量、用药起始时间、药物疗效、出现过的不良反应、目前的用药状况等。另外,还需要询问患者接受认知治疗的原因,以及在接受认知治疗同时的用药意愿,是以认知治疗替代药物治疗,还是在接受认知治疗的同时维持原来的药物治疗。治疗师可以根据患者的意向以及患者本人的实际状况,通过自己的全面判断和整体考虑,作出采用何种治疗方案的决定。

9.个人优势

治疗师需要了解患者的个人优势,尤其不可忽视收集患者人格特点的有关信息。焦虑症有一定的人格基础,这些人格方面的特征正是构成患者功能失调认知模式的基础条件,所以治疗师应十分细致地观察和评估患者的人格特点,这对于考虑采用认知干预的策略及技术以及把握治疗的进度有着至关重要的价值。

10.社会资源

治疗师眼中的患者不应只是一个孤立的个体,而应清楚患者是社会环境中的一个成员。在他们的背后存在一个社会支持系统,在他们的周围有着许多社会资源。所以治疗师需要详细了解患者的支持系统及社会资源,因为在认知治疗的过程中这些资源的利用和发挥将对治疗起到一定的配合和促进作用。患者在接受治疗的阶段不可能脱离社会,所以依靠社会力量,充分利用患者的社会资源也是治疗师的职责。

(四)用心理测量工具进行评估

对于焦虑症的评估,在我国常用的临床量表有焦虑自评量表(SAS)、贝克焦虑量表、90项症状清单(SCL-90);对于伴有抑郁症状的患者还可运用抑郁自评量表(SDS)、贝克抑郁量表(BDI)等对患者的症状进行量化评定。

二、病例概念化

治疗师对于焦虑症的病例概念化,可以从以下4方面来把握患者焦虑的认知特征。

(一)焦虑症的一般认知特征

贝克曾经提出过一个具有革命性的观点,他认为经过几千年的演变,人们已经从生理危机转为心理社会危机,所以焦虑反应也逐渐成为适应不良的反应。焦虑障碍则是一种极端的危机反应。焦虑症的主要认知包括感知事实上不存在的危险,把对事物的一时失控解释成了灾难降临。患者曲解的负性自动想法会强化他们的潜在认知,从而把事物的一些轻微现象看得过于严重、过于危险。同时又低估了自己本有的应对能力,排斥通过努力可以进行挽回的积极因素以及忽略能够利用的社会资源。因此,患者的焦虑都出自他们的曲解想法。此外,患者的负性信念,对外界事物以及对自身的某些生理反应的非理性诠释也是构成患者焦虑的深层因素。患者会把心跳略微加快解释为心脏病发作,把身体的局部不适解释为即将瘫痪,把一时的气喘解释为就快要窒息,把一过性的失真感解释为马上就要发疯。因此,认知在人们的焦虑反应中扮演了重要的角色。广泛性焦虑的患者主要是把感知到的各种外界现象假设成了危险的迹象,而惊恐障碍的患者主要是把自身的生理反应放大成了机体内部已经患有严重的不可挽救的疾病。

（二）广泛性焦虑的认知模式

广泛性焦虑患者在认知模式方面有自己的特点，他们过度放大地看待在日常生活中正常体验到的一般焦虑情绪，误认为这是一种心理社会危机和极度的威胁。所以患者对于自己及周围环境都会深感不安，总认为自己正处在一种难以确定的危险状态之中。

广泛性焦虑的患者十分容易低估自己，误认为自己的能力、接受力、反应力、自控力以及应对力都处于虚弱状态，几乎无法承受焦虑所带来的压力。他们总是会向自己发问"我该怎么办？""我能达到自己预想的最好结果吗？""如果出现意外，我该如何接受？""如果我做错了，那怎么办？""如果错过了这个机会，以后还会有其他的机会吗？"等。如果有人询问患者你到底在紧张些什么，患者也难以表达自己心神不宁的具体内容及对象。患者被功能失调的信念和解释所困扰，同时在情绪和行为方面都产生了一系列的连锁反应。患者不仅出现焦虑的情绪，还可伴有紧张、担心、焦躁、激动、抑郁等其他情绪反应。同时他们的行为也会伴随坐立不安、不知所措、胆怯回避等倾向，在生理方面出现一些相应的反应。

（三）惊恐障碍的认知模式

惊恐障碍患者的发病，往往与他们在机体方面自身的敏感感受，以及对感受的体验和伴随焦虑情绪的曲解有着密切的关系。初次发病的惊恐障碍患者一般都能记得发病的整个过程，同时又会感到十分茫然，因为几乎难以回忆发病之前所存在的引发因素。但是事实上患者特征性的认知模式正是发病的真正原因。患者的首次发病虽然是突发的、迅猛的，似乎是不可预测的，但实际上当时已经存在内源性或外源性的某些激发性刺激源。例如自感有点胸闷、头晕、心悸等躯体方面的轻度不适，这些属于内源性刺激。在环境方面，如人群的拥挤、声音的嘈杂、空气的浑浊及温度的不适等，这些属于外源性刺激。由于这些内外刺激源的激发，患者会认为身处这样的环境条件下出现某些症状表现都是具有威胁性的，是自己发病的先兆。因此十分敏感地开始关注自己机体各方面的细微变化。在这种关注的同时，他们会有很多担忧的想法接踵而来，如他们会猜测什么"疾病什么时候会发作？""发作了怎么办？""是再观察一会还是快速离开？""是立即回家还是马上去医院？""如果突然倒下了怎么办？""如果不省人事怎么办？""如果没有被及时抢救怎么办？""如果就这样死去怎么办？""如果家人不知道怎么办？"……此时的患者完全沉浸在自己的想象和推理之中，从点滴自身感受的不适感引申出一系列超强的、难以抵御的后果。由此便进入一种严重的焦虑状态。

患者在担心焦虑程度逐渐提升的同时，对自己躯体方面敏感的关注程度也在同步提高。这些被感知的症状会出现一种放大的效应，显得更加的明显和严重。当症状的表现超出患者心理承受力的时候，患者便对症状作出灾难化的解释，认定"自己快要不行了""要失控了""要威胁到生命了"。同时还会引发出许多负性的解释，并联想出很多可能产生的恶果。这样越演越烈，患者便进入到"症状—焦虑—感受—灾难"的恶性循环之中，最后就暴发惊恐。

虽然惊恐发作有其自限性的特征，然而患者一旦经历过惊恐的感受，就会十分担惊害怕，会焦虑地等待再次发作。但是惊恐障碍有难以预测的特点，因此患者就会更加敏感、更加警觉，想方设法来预防惊恐的再度发作。然而，焦虑地等待只能使得患者长时间处在担忧的状态之中,并非能做到真正意义上的充分预防。

惊恐发作有两种类型,有些惊恐发作是由于短期剧增的焦虑所引发,有的惊恐发作则是突如其来。但实际上两种类型都存在着某些机体感受的引发因素。前一种类型,剧增的焦虑是一个引子,机体开始感到的仅仅是一般的焦虑,而在患者身上这种焦虑却成了可能发生惊恐反应的一种预期性焦虑,或者是某些实际上与惊恐毫不相干的社会生活事件所伴有的焦虑。后一种类型,虽然积聚的焦虑不是直接的引发因素,但是其他的情绪状态,如激动、气愤等情绪,或突然的体位改变所导致的头昏、眼花和心悸,体育活动时出现一时的呼吸局促,心跳加速,或者喝了浓咖啡后出现的心率加快,这些都属于正常的生理现象。然而当患者错误地解读或假设这些现象时,会把这些反应误认为是自己已经患了某些疾病的一些先兆症状。因此,这些生理感受就成为导火线,引发惊恐。

(四)对焦虑症认知构架的重塑预设

用通俗的语言来描绘焦虑症患者的日常心情,可以用两个词来表达,这就是"快要来"和"赶快逃"。"快要来"是指灾难可能即将来临,所以患者正处于焦虑的等待之中,他们不知灾难的具体内容、具体时间、具体危害、具体后果,却时时处在等候"快要来"的灾难及祸害的状态之中。总之,焦虑的内容都不具体、不确定,然而患者自身的焦虑情绪及躯体反应却是具体的、客观的。"赶快逃"是指"大难"当头赶紧逃离。患者对于"大难"是否真的当头其实也说不上来,但却坚信不疑,所以他们的反应就是赶快逃。但是往哪里逃?怎么逃?逃得了吗?逃后怎么办?逃的结果会是如何?这些问题使得患者极度焦虑。因为其中存在着种种不确定性。正因如此,患者便出现了强烈的焦虑。当这种焦虑的程度超出患者的承受力,患者就会因"逃不了"而发作惊恐。

治疗师对于患者的认知行为干预应从调整患者对自身的生理感受以及心理社会危机的认知开始。"灾难当头""选择关注""任意推断""过度引申""以偏概全""瞎猜心思"等都是焦虑症患者的特征性自动想法,患者功能失调性的假设和负性的信念都是产生焦虑的潜在心理机制。因此要消除患者的焦虑,只有重塑他们对于内外刺激对自身机体产生反应的错误认知,以及由此构成的负性连锁反应,才能达到心理康复的目的。

三、认知行为的干预策略和常用技术

(一)认知行为干预的适应证

治疗师在确认对患者进行认知治疗之前,应明确该患者是否符合认知行为干预的适应证。尽管认知治疗适用于大部分的焦虑症患者,但是治疗师需要了解患者是否同时伴有躯体疾患及其他特殊的生理情况,如怀孕、肺气肿、哮喘、心脏病、癫痫等。治疗师需要排除患者患有其他器质性疾病,鉴别区分患者躯体症状的性质属于器质性还是心因性。如果患者正处于躯体疾病的发病状态,或者同时患有其他精神疾病,如严重的抑郁症等,则应该首先把重点放在治疗当前的躯体疾病或主要的精神疾患上。

（二）认知行为干预的基本策略

对焦虑症患者进行认知行为干预的过程：指导患者识别、评估、调整以及检查他们的负性灾难性的想法及行为反应。对于广泛性焦虑及惊恐障碍所采用的技术有些具有共性，但也有一些是有所区别，具有不同的针对性。

从收集功能失调性自动想法入手到自动想法的合理替代，从挖掘潜在层面的假设、规则及核心信念到从根本上调整信念系统以及相应的行为模式，是治疗师需掌握的认知干预的基本策略。

（三）认知干预的常用技术

1. 识别焦虑时的自动想法

识别功能失调性自动想法对于少部分患者可能比较容易，但是对于大多数焦虑症患者来说并非一件容易操作的事情。他们常常会说，当我处在焦虑情绪的时候脑子里并没有在想什么，似乎是一片空白。但只要治疗师能耐心正确地引导，采用一些操作性强的、适合的方法，患者完全能够配合治疗师做好自动想法的识别和收集工作。

焦虑症患者出现焦虑情绪时，由于焦虑的情绪反应与此时出现的一闪念时间间隔十分接近，以至于患者的注意力都集中在即刻的情绪、行为和躯体症状上，而容易忽略曾经出现过的一闪而过的想法。同时，焦虑症患者处在焦虑状态时脑子中会浮现出许多想象的画面。这些想象会十分凌乱、杂乱无章，所呈现的画面也往往显得轮廓不清，这就会给患者收集自动想法带来一定的困难。所以治疗师需要运用一些技术来帮助患者理清情绪与自动想法之间的关系，从复杂的思绪中整理出自动想法。

（1）讨论当前情绪状态所伴有的自动想法。对于广泛性焦虑的患者，由于他们的焦虑情绪有持续存在的特点，所以当患者在收集以往经历的焦虑情绪所伴有的自动想法出现困难时，治疗师可以就患者当前感受的焦虑情绪来引导患者收集当前的自动想法。治疗师可以向患者发问"你现在也很焦虑，那么你出现过什么一闪而过的想法？""你静静地想一想，你现在焦虑时出现过什么想象的内容？""当你体验到焦虑时，有什么不好的预感已经在头脑中一闪而过？"等。由于患者正身临其境，所以容易发现和识别当前的自动想法。

（2）运用想象或角色扮演的方法来重新体会情绪反应。帮助和指导惊恐障碍的患者收集自动想法可以运用想象或角色扮演的方法来重新体会患者当时的情绪反应以及曾经出现过的自动想法。想象和角色扮演方法的目的都是引导患者还原到当时的情境状态，使患者在"身临其境"中回忆出自己出现过的想法，也正是这些想法带动了情绪反应。在角色扮演中，患者的角色还是当时的自己，而治疗师的角色可以根据患者当时的情境状态，由患者和治疗师共同讨论设定。治疗师在角色扮演中一定要做到进入角色，所作出的反应也要合理，这就需要治疗师运用过去临床工作中的经验来进行发挥，这样的角色扮演才能奏效。

（3）通过事件来破解认知内涵。无论是广泛性焦虑还是惊恐障碍的患者，他们对于自身出现的焦虑一般都会认为是合理的。他们会觉得在某些事件的引发下产生焦虑是必然的，这对于调整认知及情绪是一种阻抗。所以可以和患者一起通过对于某个典型事件的讨论和分析来破解患者当时认知中存在的负性的非理性的成分。

2. 调整功能失调性自动想法的技术

(1)分析焦虑成本。许多焦虑症患者认为焦虑有其必要性,觉得焦虑是一种必要的准备状态,是有备无患的积极态度,是一种迎战的力量,是具有责任感的体现。所以患者在对待消除焦虑状态的意愿上会出现犹豫不决,有一种难以割舍的依恋。治疗师对于患者的看法没有必要做全盘否认,也应认同适度焦虑的积极效应。但需要一起对患者的焦虑成本进行分析。治疗师可以引导患者去评估处于过度焦虑的状况下,自身状态如何。如果事与愿违,患者可重新评估过度焦虑所付出的代价,重新认识调整过度焦虑的必要性。

在焦虑成本分析技术的操作过程中需要避免患者出现一种极端的情况,这就是患者认为焦虑所付出代价过大,而在调整焦虑心态时却表现为"彻底放弃""无所作为"。他们以为这样就可以不再付出焦虑的代价,同时也违心地放弃自己原有的追求。治疗师应该指导患者把握一个度,在认识焦虑是人们的一种心理活动的同时,不支持患者选择放弃责任感和合理追求的另一种极端姿态。

(2)质疑焦虑依据。当患者处在焦虑状态时,有一种自认为充分的依据正支撑着焦虑的存在。患者有许多顾虑,如"我会失控""我会发疯""我会染上疾病""我会出差错""我会被别人瞧不起"……这些顾虑都是在担心现实中不大可能发生的事情或结果。然而患者总是在担心"一旦事情发生了,我可怎么办?"当治疗师在与患者谈及这些焦虑的问题时,患者常常会讲出一些理由。有的理由是在他人身上发生过的,有的可能是患者自己经历过的。患者把这些现象作为支持自己维持焦虑的理由,他们认定这些情况即将发生。但是患者却很少去考虑发生概率的问题,固执地认为小概率事件也是事实。在质疑患者焦虑依据的时候,治疗师不能否认发生小概率事件的客观事实,但须引导患者不能沉浸在小概率事件中,把自身搞得过分焦虑,影响了正常的社会功能。

(3)安排集中焦虑。对于焦虑症患者,焦虑状态几乎充满了他们的每一天。在工作中,在学习中,在家中,甚至在临睡之前都是在焦虑中度过,在不安中煎熬。"刺激控制"技术是控制慢性焦虑的一种有效方法。具体的操作是治疗师在与患者商议约定的情况下,要求患者在指定的时间段或特定的场景里集中地体验焦虑。患者不必采取其他的行为来分散对于自身焦虑的关注,可以通过文字描述把自己的感受记录下来。在集中体验焦虑的时段,并不要求患者回避、挑战或解决焦虑状态,只是集中的焦虑体验被限制在规定的时间内,通常设定为 30分钟,既不需要患者擅自缩短时间,也不允许患者随意延长体验时间。

通过这种"刺激控制"技术,患者整天焦虑的状态客观上得到紧缩和控制。患者从中能够体会到他们整天焦虑的几乎都是相同的"主题",焦虑状态是可以被压缩,其焦虑的本质是在担心同类型的事物。由此患者的认知能够得以调整,能帮助患者逐步减少对同一事物的长时间担忧。

(4)追溯平静经历。通常,患者深信正发生在他们身上的情况会永久持续地困扰他们。当患者完全被卷入焦虑的漩涡之中时,便很难再从焦虑的情绪和此时的视角中挣脱出来。他们全神贯注地在为当前的处境而担忧,为无法应对的事件而困扰。他们几乎都没能认识到一个现象,这就是自己的想法和感觉会发生变化。这正是患者认知中的盲区。治疗师可以向患者发问"难道你以前都是像如今这样焦虑吗?"患者会感到十分茫然,因为他们已经全然不会主动地去体会和感受跨越时空的自身所发生变化的感受。

治疗师可以通过"追溯平静经历"技术来唤醒患者对于平静过去的美好回忆,让患者意识到自己也曾拥有过平静的、非重度焦虑的状态。只是目前进入了严重的焦虑困境,这本是一个经历变化的过程。然而这种变化不会休止,还将延续。当前严重的焦虑状态在一段时间以后,随着各种因素的参与和变迁,焦虑的情况会随之发生变化。所以能够追溯到平静的过去,也就意味着一段时间以后情绪状况会出现一些变化,回到平静不是绝对不可能的趋向。

3. 调整假设的技术

功能失调性假设是患者负性核心信念的衍生物,因此在调整焦虑症患者的认知系统中需要运用一些调整假设的技术。

(1)检验负性预测。焦虑症患者之所以情绪状态十分焦虑,与他们对自己、对环境、对将来的负性预测有着密切的关系。预测是人们认知系统中的一项内容,然而负性的预测、功能失调的预测将会直接影响人们的情绪和行为。当焦虑症患者预测自己将会失败、将要发病、将要倒霉、将面临灾难时,往往把自己与群体进行隔离,把自己从具有相同背景情境下的人群中分离出来。同时他们又忽略了预测具有合理时段性的特征,把预测的时间界限扩展到了无限。所以患者的预测具有盲目性、随意性以及误导性。

治疗师可以运用检验负性预测的方法来求证患者预测的客观性及真实性。检验的操作可以从两方面着手。

第一,引导患者把自己回归到群体之中,把对自己的预测转入对群体的预测。此时患者会发现有许多人的处境与自己十分相似,他们却生活得很坦然,没有因预测而引发焦虑。患者就能从中感悟出自己特征性的预测给自己带来的负性效应。

第二,具有功能的预测都有一定的时间范围,大跨度时间的预测会影响其正确性,因为事物都在随着时间的推移而出现不断的变化。治疗师可以与患者一起检验最小时间段中患者的预期结果,但患者一旦发现其预测结果并非符合预测推断时,就会逐渐放弃对未来大跨度时间的盲目预测。

(2)考察过去假设。焦虑症患者焦虑的背后有着一种"期待",他们等候着不希望到来的压力和畏惧。每当治疗师向患者询问"你所担心的情况一定会出现吗?"患者的反应性回答总是十分的肯定。他们对于未发生的负性事件可能会发生而感到焦虑万分,但却很少去反思曾经做过的假设最终结果的证伪如何。这正是治疗师需要对患者进行认知干预的一个突破点。

治疗师可以向患者发问,你以往所做的假设与最后的结果是否相吻合?患者只要经过一番认真思考后就能给予较为理性的回答,许多焦虑的内容最终都是与最初的假设大相径庭,不相一致。但是患者都低估曾经获得的正确信息,往往对于与负性假设不一致的良好结局视作幸运,是自己逃过一劫,依然继续进行负性的假设。他们始终认为即使眼前的结果是好的,也不能杜绝以后出现不良的后果,因为不良后果出现的概率并非全然消失。患者认为负性假设没有得到印证的又一个原因是事物实际情况的发展好过了他们的预期,以致不想重新审视其假设中存在的曲解成分。在人们的记忆过程中有一种常见的现象,就是回忆过程总是在回忆那些已经发生的事情,而不会回忆自己曾经的梦想与追求。所以患者对于曾经发生的负面现象会一直耿耿于怀。患者不善于从以往获得的正性结果中学习经验,而把这些好的结果看成为"例外",因而就把这些很有价值的正面经验排斥在需要学习和总结的范围之外。患者之所以会固执己见,不易接受其假设的谬误事实的另一个原因是他们认为所坚持的负性假设对于他们的核心信念具有维护作用,可以保护他们核心信念中缺乏安全感的潜在成分。

治疗师在认知干预中需要根据患者不易接纳正面成功经验的心理机制,逐一进行梳理和排解。同时可以对患者在一个阶段中所做假设的结果进行考察,确认假设结果的真实性和吻合度。在客观的现实结果面前,患者会开始接受自己所做假设的虚拟性质,并逐步减少进行负性的假设,从而使焦虑程度随之下降。

(3)识破自作自受。焦虑症患者总在担忧负性的事件即将发生,他们把引起自己焦虑的原因都归之于那些还未发生的事件。但是他们万万没有想到自己正是这些可能发生事件中的促成因素。患者对负性事件进行假设,作出预言,而正是患者自己的回避、拖沓及强制的行为模式使假设和预言弄假成真。

患者的回避,无论是回避人还是事,如果与人或事的矛盾没有得到真正解决,回避只是一种暂时的消极应对方式。然而一旦患者不得不再面对这些人或事时,焦虑程度自然会剧增。患者以为拖沓就可以把焦虑拖延到消退,其实效果恰恰相反,因为把该做的事情一直往后拖延,当拖到不得不做的地步时患者就会感到应接不暇,此时焦虑自然会加重。患者的强制行为虽然可以缓解一时的焦虑,但强制行为可能引出的负面结果又会使患者感到再度的焦虑。

治疗师需要与患者一起讨论预估的良好结果是如何被自己的干扰因素导致成相反的结果。启发患者认识对事物进行假设和做出预言时患者自身参与的负面作用,鼓励患者调整功能失调的应对模式,而以理性的思考和实际有效的行为来取代虚拟无效的假设是治疗师需要多下功夫干预的方向。

4.行为干预的技术

在焦虑症的行为干预方面,除了放松技术,行为试验也是很有针对性的干预技术。所谓行为试验,就是治疗师通过设计一些行为任务,要求患者去完成,然后以客观的行为结果来求证患者自动想法的功能失调,从而促进患者转变其负性信念。

(刘伟,张海金,张明明)

第三节　人格障碍

心理学家认为,每个人的心理特征既有其公开表露的一面,又有背后隐藏的一面。"人格"一词主要是表述个人的外显特征。世界各国的心理学家对人格所下的定义不下十几种,至今尚未统一。其基本概念主要指个人整体的精神面貌和稳定的、倾向性的整体心理特征，包括个人的外貌、体格、品质、特点、智能、风格、兴趣、行为模式和社会功能等。

当人格特质缺乏灵活性与不适应性时，就会导致明显的主观痛苦和功能受损，这就构成了人格障碍。人格障碍的核心特征是内心体验和行为明显偏离个体所处的文化背景的期待，表现为在认知、情感、人际功能或冲突控制中的多项障碍。

《国际疾病分类第 10 版》(ICD-10)中提出人格障碍的一般性诊断要点为，不是由大脑损伤或病变以及其他精神障碍所直接引起的状况，并符合以下标准：①与社会文化明显不协调的态度和行为，通常涉及情感唤起、冲动控制、知觉与思维认知模式以及与他人互动的方式；②异常行为模式是持久、固定并不局限于精神疾患的发作期；③异常行为模式泛化，与多种场合不相适应；④上述特征出现于童年或青春期，并延续到成年而稳定存在；⑤该障碍给个人带来相当大的苦恼，与他人和社会冲突明显；⑥该障碍通常会伴有职业和社交的严重问题，但并非绝对如此。我国《中国精神障碍分类与诊断标准第 3 版》(CCMD-3)中把人格障碍分为偏执型、分裂样型、反社会型、冲动型（攻击）、表演型（癔症型）、自恋型、强迫型、焦虑型、依赖型等不同类型。在美国的《诊断与统计手册：精神障碍第 5 版》(DSM-5)中强调了边缘型人格障碍的类型。不同类型的人格障碍有其不同的特征（表 3-1）。

表 3-1　不同类型人格障碍的不同特征

人格障碍类型	特征
偏执型	不信任和多疑，将他人的动机解释为恶意
分裂样型	脱离于社会关系，情感表达相当有限
反社会型	不顾及和冒犯他人利益
冲动型	爆发性情感，冲动性行为
表演型	过度的情感表达和寻求关注
自恋型	虚荣，需要赞美，缺乏同情
强迫型	过度强调有序、完美和控制
焦虑型	社会活动抑制，不足感，对负性评价高度敏感
依赖型	顺从与依附行为，过度要求被照顾
边缘型	人际关系、自我意向和情感的不稳定及明显的冲动

原上海第二医科大学客座教授，美国著名认知治疗学家阿瑟·弗里曼（Arthur·Freeman）在 20 世纪 90 年代初指出："对人格障碍的认知行为治疗方法已经形成理论体系。"认知学派的学者坚信，认知治疗过程主要是在意识范围内，通过结构式的治疗可以进入知觉范畴。情绪和行为障碍在很大程度上取决于信念系统的功能失调，导致持续性的判断偏移和由此产生的特定状态的认知曲解。

在日常的临床工作中，主诉为人格问题而来求医的患者极少，大多数是因感到焦虑、抑郁、恐惧、强迫等神经症类症状而来，有的患者则是在外界因素的迫使下被动地前来就诊。人格障碍患者常常注意到自己在与他人的相处中出现的种种困难和茫然，很少意识到其原因是来自自身的人格问题和行为模式。也有一些患者虽然能够清晰地认识到重重挫败的原因来源于自己,但从来没有想过可以通过心理医师的帮助和自身的努力达到积极有益的改变。由于人格障碍患者面临的问题是本质的问题,并长期存在,同时这些问题还被社会生活环境中的各种因素保持着强化态势,因此治疗师一定要对人格障碍患者治疗的实际难度和所需的时间有充分了解。认知治疗的顺利进行并达到显著的疗效,与良好医患关系的建立、医患之间的相互信任以及患者的高度配合有十分密切的关系。治疗师对于人格障碍患者的有效治疗是通过严格的认知行为干预策略与技术,使患者从根本上放弃原来曲解的认知和功能失调性信念,并重新构建新的合理的认知模式和行为模式,从认知、行为、情绪等方面的转变来体现客观的疗效。

本节以反社会型人格障碍和自恋型人格障碍为重点,阐述人格障碍的认知治疗。

一、反社会型人格障碍的认知治疗

反社会型人格障碍(antisocail personality disorder,APD),开始于幼年时期,早期表现为一些品行方面的问题,由于长期没有引起注意,逐步构成忽略他人和侵犯他人权利的特征性模式。患者的行为不符合社会规范,经常违法乱纪,对人冷酷无情,不知好歹,不择手段地通过欺骗和操控来获取个人的利益和快乐。其核心特征是欺骗和操控。

(一)评估

1.临床表现

患者缺乏道德良知,即使做了可耻或罪恶的事情,在情感上也缺乏反应或内心冲突。患者忽略他人的意愿、权利和感受,行为冲突,办事缺乏计划,不加慎重思考,随意即刻作出决定。对自己和他人无责任感和无羞耻感,易激惹、易攻击,做事不计后果,不顾及自己和他人的安全。特征性行为包括对他人或动物发起攻击,破坏公共财物,欺骗或盗窃,或严重破坏社会规则和秩序。

患者在不同年龄阶段表现出不同内容特点的行为特征。童年时期,可以表现为撒谎、偷窃、任性、逃学、离家出走、恶习不改、对抗权威;少年时期,可以表现为打架、斗殴、抽烟、吸毒、破坏公物、不遵守规章制度、过早性行为或性犯罪;成年时期,可表现为工作表现差、经常旷工、侵犯他人、违法乱纪、从事非法职业、对家庭不负责任等。

2.形成背景

反社会型人格障碍的形成与社会及心理因素有一定的关系。例如:早年丧父(母)、父母离异、寄养他家、社会或家庭环境恶劣、躯体残缺等;儿童被父母虐待、忽视、遗弃,从小缺乏父母及亲人在生活上与情感上的关爱和照顾;受到来自社会各方面的偏见及歧视,接触不良示范和反面榜样,这些都是导致反社会人格障碍形成和发展的重要社会因素。卡多里特(Cadoret)等学者曾在1995年,通过对家庭环境和寄养环境下成长儿童进行研究后指出,遗传对反社会型人格障碍的形成具有一定的"先天倾向"作用。另外,也有学者对患者的大脑进行磁共振成像检查的结果进行分析并指出,影像学显示患者的大脑有发育延迟的特征。这些研究表明反社会型人格障碍的形成有其一定的生物学基础。

3.诊断标准

诊断反社会型人格障碍一定要符合患者所处的社会文化背景。以下是我国《中国精神障碍分类与诊断标准第3版》对反社会型人格障碍的诊断标准。

(1)符合人格障碍的诊断标准,并至少有下列3项。①冲动。行为无计划或为冲动型。②易激惹。易激惹并有暴露行为。③易有暴力行为。对挫折的耐受性低,微小的刺激便可引起强烈冲动,甚至暴力行为。④冷漠。对他人漠不关心。⑤不负责任。严重和长期不负责任,无视社会的常规、准则、义务等。⑥逃避责任。很容易责怪他人,或对其与社会相冲突的行为进行无理辩解。⑦关系短暂。不能维持与他人的长久友好关系。⑧不尊重事实。不尊重事实以获得个人利益。⑨缺乏罪恶感。危害他人时缺少内疚感,难从惩罚中吸取教训。

(2)在18岁前有品行障碍的证据,至少有下列3项。①反复违反家规或校规。②反复说谎。③习惯性吸烟、喝酒。④虐待动物或弱小伙伴。⑤反复偷窃。⑥经常逃学。⑦至少有2次未向家人说明而外出过夜。⑧过早发生性行为。⑨多次参与破坏公共财物的活动。⑩反复挑起或参与斗殴。⑪因行为不轨而至少停学一次或被学校开除。⑫被公安机关拘留或管教过。

(二)病例概念化

1.认知特征

反社会型人格障碍有其特殊的认知系统特征,主要表现在以下6个方面。

(1)自我的观念。总的来说,患者认为自己是一个孤独者、强者和自主者。其中有些患者认为自己被别人误解并错误对待,觉得受到别人的欺骗,因而就可以理直气壮地欺骗他人。另一些患者表现为损人利己,认为破坏社会规范是一件正常的、可以理解的、有意义的事情。

(2)对他人的观念。患者认为在社会生活中,如果你不利用他人就会被他人所利用,如果软弱或可欺,就很容易受到别人的侵犯。

(3)核心信念。患者的核心信念是"我必须保护好自己""我必须是个进攻者,否则就会成为受害者""其他人都是懦夫和傻瓜,都具有被剥削性,自己有充分的理由可随意利用别人"等。

(4)假设与规则。患者的假设是"如果我不警惕、排斥、操纵、剥削或攻击他人,将永远得不到自己想要得到的东西",他们的规则是"我是绝对特殊的个体,是无可比拟的个体""我在规则之上,拥有特权,而且其他人都会很容易接受和服从这个事实"等。

(5)反应性行为。患者的行为趋向都是一些为了突出自身地位和扩张个人主导地位的活动,因而尽可能地寻求荣誉、财富、地位、权利和名望作为强化其卓越形象的途径。

(6)情感的表现。当患者得不到自己所要求的来自他人的崇敬和尊重时,主要的情绪反应就是愤怒。如果他们遭受挫败,便会出现抑郁情绪。

2.形成机制

反社会型人格障碍的形成机制比较复杂,患者认知系统的形成并非一朝一夕,这是一个从幼小时期就开始逐渐形成的长期过程。

(1)功能失调性信念的形成。患者的人格,包括其认知、情绪和行为都明显偏离正常人,这与他们长期形成的功能失调性信念有着密切的关系。这种信念并非与生俱来,也不是完全由后天的社会生活所致。这是一个既有先天遗传因素,又有后天社会生活影响的相互作用的结果。当个体对于拒绝、抛弃、受挫具有特别强烈的体验时,以后就有可能发展成为对生活事件负有灾难意义的恐惧信念。在儿童时期对于拒绝反应过度的患者,可能发展为对于自我形象的否定的定势观念,认为自己是一个不被喜欢的人。在特别敏感时期,当遭遇特别强烈的拒绝并反复出现时,这种影响及伴有的观念就会被不断强化,由此便形成根深蒂固的信念。

(2)信息处理的偏差。人们在处理自己、他人和环境的信息时会受到自身核心信念及中间信念的影响。如果信念系统中存在曲解的成分,很容易导致在看待和对待自己及他人方式上的功能失调。反社会型人格障碍患者正因为信念中认为"我必须自己保护好自己",因而他们的假设就会是"如果别人欺骗我,那么我为什么不能欺骗别人呢",他的规则就成了"我不欺骗他人就会被别人欺骗"。所以患者在对别人发起攻击的时候,他们会觉得自己十分在理。其实功能失调的信念系统正是他们所作所为的深层面的认知支撑。

(3)负性情绪的产生。人们的情绪状态与其认知及行为模式有着密切的关联。生物学的基本规律显示,凡是与生存及繁衍一致的成功行为,能使人们感到愉悦,而遭到挫折时则感到痛苦。与食欲和性欲相关的驱动力,能推动机体产生刺激和兴奋,当达到一定的高度,完成了整个过程,便产生了满足感。但是对于反社会型人格障碍患者,他们的情感反应已经越出了正常的基本规律。他们生活的中心目标是限制或避免其他人的控制,他们的行为准则是损人利己。能够使他们产生愉悦情绪和满足感受的基本条件是背离社会准则,毫无顾忌地从他人身上获取自己想要的利益,以及指向社会的破坏性的行为及后果。冲动性的攻击行为会使他们感到刺激和满足,否则他们的情绪便会变得焦虑和抑郁。患者对待自己负性情绪的消解方式不是正常的宣泄、放松、认知调整及合理的行为应对,而是以更大范围和更高强度地对他人的损害来获取调节自己负性情绪的效应。

(三)认知行为干预的策略和常用技术

以下阐述的仅是针对反社会型人格障碍患者的认知行为干预的基本策略与技术,治疗师可以根据患者的背景和个体的特殊情况,同时采用对其他认知障碍患者的认知行为干预技术,灵活地结合使用,能产生更好的治疗效果。

1.认知探索

治疗师对于患者的认知需要深入探索。由于患者的反社会特征,说谎已经成了他们的行为习惯。因此,治疗师在与患者治疗谈话中应十分耐心,要有技巧性地和患者一起进行有关认知方面的探索,使患者解除高度的警觉,有充分的安全感和配合度,这样才能使患者显现不同层次认知的曲解和功能失调的内容。反社会型人格障碍患者最常见的曲解自动想法有灾难当头、瞎猜心思、胡乱指责、固执己见、任意推断、过度引申、非此即彼、乱贴标签、以偏概全等。如果患者在搜集自动想法方面感到困难,治疗师可以通过鼓励患者想象和回忆,引导患者回到曾经经历过的典型事件,身临其境地唤醒以往的体验及当时出现的自动想法。由于患者的"创伤性经历"都是一些对别人及对社会充满损害性的行为及后果,因此治疗师可以让患者在新近发生的事件中去搜集"新鲜的自动想法"。患者在中间信念中的假设和规则都是和他人及社会环境对立的破坏性的内容,患者的核心信念中有指向自己的,如我受欺、我被控、我不被信任、我不受尊重、我遭受拒绝、我被抛弃等;也有指向他人的,如他人都毫无诚信、他人都十分危险、他人都心怀鬼胎、他人都不知好歹等;又有指向社会环境的,如这个世界很不安全、这个世界无药可救等。治疗师应该对患者表面和潜在的认知有清晰的了解,这样才能针对患者特征性的认知,考虑相应的策略和干预技术。

2. 重塑信念

了解患者的功能失调性信念是为了重塑患者的适应性信念,所以治疗师需要将大量精力投入患者信念的重塑方面。治疗师应帮助患者确认其占主导地位的功能失调的核心信念、假设及规则,以此为目标进行重塑。信念的重塑包括削弱功能失调性信念和发展适应性信念两种方式。治疗师应引导患者认识到自己的信念对于现实社会生活的不适应功能,同时要求患者设法寻找新的适应的信念来替代。在治疗中,替代和重塑并不简单,十分耗时费力。治疗师应采用一些可以操作的方法来让患者练习替代的过程。

治疗师可以建议患者通过写日记的方法来操作替代过程。日记的内容可分成两栏:一栏是记录支持功能失调信念的内容,另一栏是记录所建立的新的信念。这些内容都将产生一个客观的结果,治疗师可以很精确地与患者一起分析不同信念产生不同的因果关系及实际效应。另外有一种预言性的日记类型,在日记中可以分为三栏:第一栏记录预测的危险,第二栏记录这些危险是否发生和实际发生的毫无危险的结果或已经发生的没有预测到的"危险",第三栏记录如何应对已经出现的"危险"。一个月后进行小结,对自己的预测及反应效果进行客观的评估。

记录"信念日记"有利于帮助建立适应性的、合理的信念,同时也能产生强化和巩固的效果,对于削弱和抵制功能失调性信念的泛滥有积极的意义。"信念日记"实际上能产生一种信念再诠释的功能。因为在不断地记录替代性新信念的同时,患者会从中体会到新信念的其他正性功能,从而扩展对于新信念作用和意义的理解,加深对新信念的接受和内化。

3. 协助抉择

治疗师进入反社会人格障碍患者的"内心世界"后,需要帮助患者进行准确的抉择。其实患者对于自己的想法和行为几乎都是不假思索地随意发挥,他们觉得自己没有出错,十分在理。当进入认知治疗过程后,在治疗师的引导下,便有所反省,开始了新的思考,也学会采纳新的合理的认知来替代以前功能失调的想法。然而,原来支撑患者行为模式的认知系统是强大的、顽固的,一旦遇到社会生活事件,他们很容易习惯性地采用以往的思考和行为模式来应对问题。处在治疗阶段的患者,往往会拖延应该作出的重要决定或应该即时作出的反应。这又可理解为一种正性的好现象,说明在患者的认知系统中已经有一种新的力量对原来功能失调的认知产生抗衡作用,使得患者一时拿不定主意,出现延迟反应的现象。此时,治疗师应指导和协助患者合理地作出决定,尽可能地使患者的选择倾向到合理的新信念一边。对于反社会人格障碍患者有一项很鲜明的指标,这就是"个人是否直接获益"。患者很容易把眼光聚焦到自己的近期眼前利益,而忽略自己的长远利益。这正是治疗师需要对患者进行认识治疗的重点。当患者能够作出合理决定,是患者接受治疗效果的直接体现。为了达到协助患者作出合理决定的目的,治疗师可以根据患者的情况运用适合患者的各种方法来获得成功的目的。学者朱丽拉(Zurilla)和戈德弗里德(Goldfried)认为治疗师的协助不能笼统或空洞,而需要教会患者掌握实际的操作方法和一些具体的步骤,包括厘清问题、设定具体目标、集思广益、搜寻新观点等。

4.行为干预

(1)对于反社会型人格障碍患者的行为干预策略有以下3点。

1)治疗师直接帮助患者调整反社会类型的各种表现行为。

2)患者虽有改变自己行为的愿望,却缺乏技能和方法。治疗师重点从方法上对患者进行指导,提高患者的应对能力。

3)把行为操练的内容作为家庭作业布置给患者,要求患者在治疗性谈话间隔期间进行反复练习,这有助于患者在认知方面得以调整。

(2)行为干预的具体操作主要有以下一些方法。

1)活动监测。治疗师需要指导患者对活动的内容、状态、变化、进度等多种指标进行监测。这种监测既可以是即时的,也可以是回忆的,甚至还可以是预测的,最后用事实来证实预测的相符性。

2)丰富活动。反社会型人格障碍患者的行为虽然不少,但都带有攻击性和反社会倾向,给他人和社会带来伤害。所以治疗师需要对患者的活动进行有益的调整,多安排一些有助于体现个人积极效能的活动,这些活动可以是公益性的,也可以是娱乐性的。通过这些活动让患者宣泄焦虑的情绪,同时拓展兴趣,感受从非对抗攻击性的活动中体验愉悦和实现自我价值。

3)预演反应。患者在处理以往遗留下的老问题或者应对出现的新问题时,往往会感到无可奈何或措手不及。治疗师应该理解患者存在的实际难处,帮助患者进行预置的应对操练,使患者能够做到胸有成竹地处理好一些较难应对的现实困难。常用的方法有行为排演、情境模拟、自信训练、角色扮演等。

4)共同面对。在解决一些典型的、重大的难题时,治疗师可以与患者一起应对。在共同应对中治疗师能够了解患者的信念、假设和规则,患者也将常规的行为反应模式暴露在治疗师的面前,这能给治疗师提供很直观的信息,有利于在共同应对中及时对患者进行辅导。

5)评定成绩。治疗师对于治疗过程中患者行为的动态变化应进行定期的评估,评定其取得的进步及存在的问题,同时要对患者所完成的作业给予评定,让患者明确其努力是否达到了预期的目标和效果,使他们切实地体验到自己在治疗过程中循序渐进的变化及进步的整个过程。

5.重温经历

重温患者童年的经历对治疗患者的人格障碍有其特殊的效果。患者回顾童年成长经历的信息能帮助治疗师找到患者不良行为模式的形成源头。反社会型人格障碍患者虽然在冷静的情况下通过治疗师的帮助能够认识到自己信念中的功能失调,但是很少会去思考这些认知模式和行为模式形成的来源。重温童年经历能够帮助患者追溯核心信念。对于重温经历的操作,除了治疗性谈话以外,也可以通过角色扮演的形式来引导。此时患者所扮演的角色一般是生活环境中最有影响力的人物,最常见的是父母。患者在扮演父母角色的过程中,会感受到曾经在精神上给他们带来创伤和阴影的同感作用。患者会发现最早的自己并非这样的糟糕,并不是一个天生与人作对的"胚子",但是后来却形成一种固定的损人利己的行为模式。他们很想把自己的愤怒和怨恨发泄到父母身上,但是父母毕竟是自己的亲人,这种亲情阻塞了向父母发泄的通道,于是取而代之的是他人和社会。这种发泄愤怒的渠道,从父母身上移向社会的同时,父母实际上还是持续不断地承受着子女因报复性行为所产生的社会恶果的反馈压力。此时患者对于父母的压力会十分同情,对于来自他人和社会的压力更加强化了患者反社会的想法和行为。他们认为自己的行为十分有理。但是这种恶性循环能够被重温童年经历的方法所打破,因为童年经历能激活患者的再次体验,把从小形成的信念呈现在当前的生活中,使他们感受到自己反社会的行为和信念与早年的成长史有着密切的关系。因而在治疗师的引导下,患者会配合治疗师来阻断早年形成的功能失调的信念。

6.运用意象

贝克等学者在20世纪80年代末就提出意象技术在焦虑障碍中的应用。贝克认为意象技术同样可以适用于对人格障碍患者的治疗。应用意象技术的基本原理是通过意象方法,使患者回到过去的情境中,并在治疗师的引导下,患者在意象中进行改变和重塑。这种医患的互动能够起到一种唤醒作用,能够使患者意识到自己认知的曲解和负面的影响。这正是接受认知调整的良机。

7.特殊干预

在对反社会型人格障碍患者的干预过程中,治疗师会遇到一些难点,例如患者否认自己心理障碍,出现强力阻抗,与治疗师对着干,甚至半途而废等。因此治疗师在认知行为干预中还需要运用一些针对反社会型人格障碍患者的特殊干预技术。

(1)聚焦问题。对患者心理问题的聚焦是认知行为干预的必要条件。有时患者在治疗初期就否认自己的人格障碍,拒绝接受治疗师的治疗,提出终止治疗的要求。有些患者在进入正式治疗以后会试图"控制"谈话的局面,通过拒绝提供重要的信息、转移话题或者津津有味地讲述自己损人利己过程的细节来变相夸耀自己等方式对治疗师进行抵触。

在干预中,治疗师的聚焦技术需要不断修正。在结构式治疗初期,治疗师必须引用一些策略保持对治疗性谈话的整体把握。可以在一定范围内留出空间给患者"自由发挥",但是仍需要坚持引导患者进入结构式治疗的轨道。患者很容易引开话题,与治疗师谈及一些往事的琐碎细节,而不想涉及深层次的信念问题。治疗师应该始终保持清晰的指向性,指向患者人格障碍具有特征性的认知和行为。一旦治疗的结构出现松散或者问题的聚焦出现偏离时,治疗师应该敏锐地觉察到这些细微变化,立即予以应对。

(2)识别曲解。患者的不适应行为是由曲解的认知所致。反社会型人格患者的功能失调的信念内容很多,最常见的内容有以下几点。

自己永远正确——"我的感觉、我的想法都是正确的,错的只会是别人。"

自己总有理由——"我想做什么、我想回避什么,我都有自己充分的理由。"

自己绝对可靠——"我要自己作出选择,因为只有自己才是最可靠的。"

自己不会做错——"我知道自己是对的,因为我不可能做错。"

自己来作决定——"我作决定与别人有什么想法无关,别人的想法是要控制我依照他们的想法来作决定。"

自己与失败无关——"即使发生别人认为的不好结果,也与我的做法没有任何关系。"

患者的自动想法和反应性行为都受到信念的影响,信念的功能失调,自动想法很容易曲解,行为也容易构成不适应状态。"我永远正确"是他们的主体信念,他们认为自己的做法不会出错,对于别人的不信任,自有他们的充分理由,所以他们总是我行我素,其他人的指导和建议都只是"耳边风"。治疗师对于患者的信念特征要充分评估,这样才能针对患者曲解的认知来制定有效的干预策略及方法。

(3)训练应对。训练应对对反社会型人格障碍患者来说是一个难题。无认知障碍者在对待一些稍微棘手的挑战,都能充分发挥自己的潜能,尽力而为地面对。但是反社会型人格障碍患者却有完全不同的理解及反应,他们会把挑战看作每天遇到的挫折和潜在羞辱的来源。由于患者长期排斥学习有关应对问题的技巧,一旦他们面临社会生活事件时,就会暴露出缺乏应对的技巧和解决问题的能力缺陷。治疗师应该直接具体指导患者解决问题的技巧和方法,包括在避免损人利己的前提下,采取更能适应社会功能的方法。这些技术包括收集看法、控制冲动、有效沟通、调节情绪、耐受挫折、建立自信、反思后果、延迟反应、重建认知等。

在治疗师的引导下,即使患者付出足够的努力,但临床的实际效果与期望并不一致。所以治疗师需要以实际效果来评价患者的调整、改善和进步的程度。治疗师和患者都不能气馁,因为有时治疗效果不是马上显现,而是在一个较长训练过程以后才会体现。耐心对于治疗师是不可缺少的,治疗师对于这些反社会型人格障碍患者的反复训练应有充分的估计。

(4)学会息怒。反社会型人格障碍患者存在一个现象,即当他们对别人发怒和表现敌意时,能够产生对他人的威胁作用。这种愤怒的表达能构成一道无形的隔离带,能产生自己的防御功能。有时愤怒可作为一种"火力侦察",去试探别人是否有足够的勇气和胆量来接近自己。愤怒和敌意已经成为患者控制他人和自我保护的习惯方法。治疗师在调整患者愤怒和敌意时,应与患者一起来讨论冲动行为背后的隐藏功能,即希望获得更高需求的一种信号。治疗师要启发患者了解愤怒,虽然愤怒是其自认为的一种直接表达方式,但事实上别人都难以接受这种充满敌意的表达方式,也很难真正达到满足患者需求的目的。让患者理性地思考和分析愤怒行为的利弊效应。治疗师应指导患者掌握息怒的有效方法,学会以下一些息怒的基本步骤。①关注和警惕自己的情绪状态和敌意性想法。②评估自己的感受。③思考自己将会作出的行为反应能否达到预想的目的。④放弃或克制不假思索的习惯性的攻击反应。⑤选择多种反应方式中损伤性最小的反应方式。治疗师在帮助患者进行息怒训练中切忌采用回避、抚慰、迁就的方法,因为这样做反而会对患者的愤怒情绪及敌意行为产生强化作用。

(5)监测动机。患者的一言一行都有着其内在的动机,但这些动机旁人又很难揣摩,治疗师应鼓励患者进行动机的自我监测。反社会型人格障碍患者难以做到内省和了解自己行为的社会功能。这正是治疗师需要克服困难对患者进行干预的方面。治疗师在实施干预之前,必须听懂和理解患者在进行自我反省时的想法与感受。通常患者在反省自我时的想法是排斥的,情绪是不快的。所以治疗师应该从这一点入手,引导患者进行转变,使他们逐步接受通过反省的方式来重新思索自己的想法和做法。患者在反省自己动机的过程中,内心会充满纠结和冲突。治疗师应让患者充分表达这些内心的活动,然后有针对性地指导患者平衡内心的想法、情绪和行为动机。激发患者的内省过程确有难度,因为患者一般都很难进入这种状态,即使有所反省,也可能会出现反复。因此,治疗师不宜在患者略微有所反省时就要求患者采用新的想法来替代他们的习惯性动机,这样做显得操之过急,反而易使患者弹回到拒绝反思的顽固状态。

(6)理性选择。在患者的生活中充满着一种内容,这就是选择。这是一种非理性的选择,因为患者一直以自我利益为中心,无视他人和社会的利益,算计自己如何能够获取最大的利益。由于患者已经十分习惯这种非理性的选择,所以对自己选择的结果将会对别人、对社会产生何种影响不屑一顾。治疗师针对患者这种非理性选择需要进行干预。

具体干预的方法可以通过治疗性谈话和共同完成一份《选择的理性分析表》来进行合理选择的练习。所填的表格分为以下 4 个栏目。

第一栏:问题。治疗师和患者一起,从患者曾经处理过的问题中选择若干典型的问题作为讨论的专题内容。在回顾问题时,除了表述问题的经过以外,还要求患者对问题的现状进行自我满意度的评分。分值为 0~100,100 分为最满意。

第二栏:选择。在选择栏中所填写的内容可以是患者自己习惯性的选择,也可填上在治疗师的启发下其他的具有"风险性"的选择。选择的内容可以多一些,选择的范围可以大一些。同时要求患者对每个选择的有效性进行评定。分值为 0~100,100 分为最有效。

第三栏:利处。患者可以在这一栏中记录自己能够获益的选择内容以及获益的程度,也可以对与治疗师讨论后所作出的选择进行分析,得出有利的结果。

第四栏:弊端。通过医患之间的讨论和患者自己的思索,患者记录下作出选择的弊端。这些弊端可以体现在对患者本人或对他人和社会环境方面。

在完成选择的理性分析表的过程中,主体应该是患者,治疗师的作用是启发和引导,此表格可以在治疗性谈话中由医患共同完成。该项操作有助于患者在作出选择时,增加理性思考的过程,对重构信念有一定的帮助。但是练习只是书面表达,与真正被患者内化到其认知系统中尚存在一定的距离。因此,治疗师应充分估计到患者作出损人利己选择的习惯性,帮助患者逐步缩短这一距离。

二、自恋型人格障碍的认知治疗

自恋型人格障碍（narcissistic personality disorder，NPD）是一种通过幻想或行为体现出夸大、过度需要赞美、缺少同情的情感模式。该障碍在《中国精神障碍分类与诊断标准第 3 版》(CCMD-3)和《国际疾病分类第 10 版》(ICD-10)中尚缺乏相应的明确诊断，而在美国的《诊断与统计手册：精神障碍，第 5 版》(DSM-5)中有详尽的描述。

（一）评估

1. 自恋型人格障碍的主要临床表现

自恋型人格障碍患者的特点是过于自负，夸张地认为自己是特别的、优秀的，沉湎于幻想中的巨大成就、权力、美貌、聪明才智等。他们期待着别人的赞赏、羡慕及给予特殊待遇。如果其他人没有赏识和认同患者的特殊地位，就认为遭到了虐待，气愤不已，充满戒备，情绪低落。患者处处以自我为中心，对自己十分关注，而对别人却十分冷淡。他们嫉妒他人拥有能力或财产，贬低别人的成功，担心别人会成为自己的竞争对手。利用他人而不顾及别人的感受，缺乏同情心。如果在人际关系方面出现矛盾，患者总认为责任全在于别人。面对别人的批评，患者难以接受，十分沮丧，戒心增强。患者会想方设法地与有钱有势或成功人士拉关系，目的是提高自己的身价。当别人与患者相处一段时间后，会发现当初对他的良好印象与实际内涵有着十分强烈的反差时就会远离患者。

患者产生求医愿望的原因是与外部环境的抗争导致了对其自尊心的威胁。有些事件，如人际关系受挫、工作方面的困难、失去亲朋好友、自我形象的损害等，会成为一种催化剂，使患者对自己的问题有所警惕。患者的情绪处于低落状态时，渴望尽快恢复能力和良好的自我感觉。患者出现挫败感，或因利用他人、攻击行为及滥用职权而陷入困境时也会产生求医的愿望。自恋型人格障碍的患者最主要的内心冲突体现在夸大的自我感觉和态度与现实局限性之间的矛盾。他们社会功能的缺损体现在工作表现、人际交往、不道德行为、欺骗他人、违法乱纪、贪污受贿等多方面。

2. 有关自恋型人格障碍形成的解释

"自恋"这个词源于有关水仙花的古希腊神话。美少男纳喀索斯爱上了自己水中的倒影，他痴迷于自己的影像，最后在水边生根，变成了一株水仙。埃利斯（Ellis）在心理学著作中引用了这个"自恋"的神话故事。

弗洛伊德（Freud）将"自恋"融入性心理的理论中，认为恋物癖与人格发展中的自恋阶段有关。

约翰逊（S. Johnson）、克恩伯格（Kernberg）、科胡特（Kohut）等学者认为处在 15～24 个月阶段的婴儿，如果父母抚养孩子的意见不一，孩子得不到充分的关爱，情感脆弱的孩子就会受到"自恋性损伤"。在弥补这种损伤过程中，孩子会以自大和虚假的自我来博得父母的关注和自我的满足。以后这种虚假的自我被固定下来，以获取别人持久的赞赏。尽管自恋者的内心感到自己没有价值，缺乏能力，情绪沮丧，但他们却以虚假的、过分夸张的自我来增强脆弱的自尊。

阿德勒(Adler)认为，试图克服与他人比较而产生的低人一等的感觉称为"补偿"。自恋型人格障碍的患者在与别人进行比较后，认为自己不重要、不如别人，从而产生了虚假自强的补偿行为。

米勒(N. Millon)的社会学习理论与精神动力学理论的假设却相反，认为自恋的产生主要是由于父母对孩子的过度重视所造成。一旦父母过度夸张孩子的自我价值和权力意识，孩子的内在自我形象就被夸张地强化了。但是这种膨胀的内在形象与客观的外在实际形象之间是不统一的，这就会导致失望，并产生失落感。过度夸张的自我形象在不断得到强化以后，能够产生消除失落感的平衡作用。因而，扭曲的自我形象便以一种特定的行为模式固定地呈现出来，形成一种病态的自恋人格障碍特征。

有学者用认知理论阐述了自恋型人格障碍的形成特点，认为患者的信念是一种绝对的、自我为中心的信念，这种信念始于童年早期，通过互动模式而习得。随意利用他人和不能宽容他人则反映了患者对自我评价中的失实及功能失调，并试图获得高人一等的优越感。

精神动力学派的学者提供了很多有关自恋型人格障碍的假设，但其中部分缺少实验数据的支撑，而认知治疗法可以与现象学理论紧密联系，并有实验及临床研究的实证性支撑，提供了对于患者及治疗师都易于掌握的治疗策略和技术。

(二)病例概念化

1. 一般认知行为特征

利夫斯里等学者指出，自恋型人格障碍患者的认知行为有其独特的特征，他们把自己看成与众不同的优胜者。患者的自恋倾向与父母的抚养和教育方式有关。父母的过度关注和缺乏事实的过度认同，补偿了患者客观上的不足或滞后。患者不愿意接受暂时不如别人的客观事实，却把别人的优点看作对自己的一种威胁。他们并不想通过努力来改变别人对自己的认可，而是以不惜一切代价贬低别人的方式来获得自尊。当这种贬低别人的效能显得有限时，便滋生出以自夸的策略来补偿不如别人的不良感受。此外，患者的补偿策略还包括对别人的优缺点过分敏感和警觉，认为只要与别人认为是最积极、最优秀的人交往，自己也就自然而然成为了最杰出的人物。如果患者有不如别人的现状或者有过寄人篱下的经历，就会形成一种动力，促使患者成为优胜者。如果患者进入一个社会群体，便会对群体之外的人产生排斥。患者试图通过自吹自擂、漫无边际的自夸来显露自身的优秀。长期地使用这种方式，无形中构成了一种认知操练，不断地在强化"自己是最强大的"信念。

即使自恋型人格障碍患者有向往成功的追求，但他们往往都是通过不适应的行为来实现。如不择手段地追求私利，不顾一切地维护自我形象，随意利用自己的职权等。他们不懂得如何采用适应性行为来成就自我，容不得别人的发展，更不会分享自己的成功。他们一直处在高敏感状态，害怕自己外表不佳，从而失去地位、暴露缺陷、情绪低迷。患者一旦受到侮辱,就会变得怒气冲冲、蛮不讲理,甚至会蔑视他人、发起攻击。

2. 核心信念

自恋型人格障碍患者的核心信念是"我无能""我无价值",但表达的却是"我不如别人""我不重要"等。患者的信念在特定的环境下,当自尊受到打击时才会被激活。然而有一种补偿的心理可弥补他们的缺损,其表达形式成了"我是一个了不起的、特别的人才""我比其他人都优秀"。另外还有一种指向他人的信念,就是"其他人都应该知晓我是一个特别的人物"。

3. 假设

假设是中间信念的一种形式。自恋型人格障碍患者的功能失调性假设具有一定的特征性,主要表现在以下 6 个方面。

(1)具备优越性是依据。自恋型人格障碍患者假设自己具备很多优越性,拥有特殊的地位,是重要人物。他们认为,"如果我以充满优越感的方式做事情,那么我的自我感觉就会很好(如果不是这样,我就会感觉不如别人)""如果我控制别人、贬低别人,我会感到比别人优越(如果我不这样做,别人就会贬低我,让我感到不如别人)"。他们所谓的优越是指功绩、地位、财产、公众的高度认可等。如果他们拥有了这些,就表明自己有了价值,否则一文不值。

(2)人际交往是价值。自恋型人格障碍患者为了追求与众不同的特质,在与其他人的交往中,总是把他人当作参照对象或评定标准来与自己进行比较,由此评判自己的价值程度。如果其他人在某些方面能够胜过患者,患者就将他们作为自己追求的理想目标。如果其他人平凡或不如自己,患者就无视他们,或者为了达到自己的目的去利用他们,随后又抛弃他们。临床中出现前一种情况的患者极少。患者持有一种假设:"如果有人不把我看成是特别的,那么这就是一种危机,我要时刻做好防御性反击的准备。"

(3)能力、权力是象征。患者会以能力和权力来证实自己优于他人。他们的假设是"如果我有足够的能力,那么我就会充满自信"。初看这个假设似乎没有逻辑错误,但是患者显示他们有足够能力的方式是超越界限、自作主张、控制他人、对抗常规,这些方式都是一些违反常理的不适应行为,但他会固执己见地坚持。在现实社会生活中,他们很难达到既定的目标,因而引发一些功能失调的负性自动想法,如非此即彼、过度引申、乱贴标签等,由此便产生抑郁、焦虑、怨恨、敌意等负面情绪。

(4)保护形象是命根。"形象就是一切",这正是自恋型人格障碍患者的另一个特点。他们认为"如果别人不看好我的外表,他们就很难认同我的内涵"。因此,患者始终密切地关注自己的形象和在别人眼中的形象效果。他们会选择性地关注一些社会地位高或者知名的人士,以他们为形象标准来进行模仿,但是,当患者十分努力地模仿还是达不到被别人称赞的效果时,他们的情绪会一落千丈,他们自身会变得极其不安,疑神疑鬼,甚至大动肝火。

(5)美化自己对他人的作用。自恋型人格障碍患者会借助一切机会来夸大别人对他们的需要,美化自己。他们想利用他人的行为效果来满足自己是"救世主"的愿望,但却装模作样地声称"别人是多么需要我的帮助""如果他们没有从我这里得到最为特殊的照顾,那么他们将会一事无成"。患者会把自己看成是别人的恩人,是帮助别人趋吉避凶的圣人。尽管他们曾经的努力产生过一点效果,但是却无限夸大了自己对他人的作用。

(6)负性情绪是耻辱。自恋型人格障碍患者容易高估负性情绪的作用,把沮丧、内疚、焦虑、犹豫看成人性的弱点,并认为这些负性情绪会严重影响自己的正面形象。他们认为"如果我想要什么,那么就应该得到什么""如果我不是每时每刻感到愉快舒适,那么我就是一个不幸福的人"。患者绝不能容忍自己在挫败时所流露的负性情绪,他们觉得这样会丧失自己的高大形象,并为之深感耻辱。

4.维护性行为

自恋型人格障碍患者有其核心信念,又有其假设和规则。为了使负性信念得以稳定地存在和巩固,他们有一整套维护性行为,这成为负性信念维持的动力。最主要的行为方式有以下几点。

(1)自我抬举。自恋型人格障碍患者积极致力于强化夸张的自我信念,竭力避免遭到外界的损伤和削弱。他们有很多梦想和奢望,并且他们的向往具有一定的现实内容,例如拥有巨大的财富、处于掌控的地位。其努力的最终目的是为了获得赞赏,表现自我的优越性,避免不被尊重时所遭受的伤害。但自我抬举的策略受到挫伤或挑战时,他们可能会出现虐待自己和他人的行为,甚至会出现攻击性或暴力性行为。

(2)诱导奉承。自恋型人格障碍患者十分在意奉承的满足,但是在日常生活中不一定会遇到到处奉承的人,患者却有一种诱导的功能,能够想方设法地诱导别人来奉承自己,以达到内心的享受和满足。患者会"制造"一些可供别人羡慕和夸耀的内容。例如,他们会去做一些高风险的生意、加入极端的活动、参加受人瞩目的约会、接受多部位的美容手术、参加各种境内外旅游、不间断地参与娱乐活动,或让其他人知道他正在过着别具一格的高档生活。然而这一切只是一种诱导,目的是为了得到别人对他的奉承。为了这些奉承,患者可能付出极大的代价,入不敷出,他们会想尽办法赚钱,甚至违法乱纪。此时他们的行为与轻度躁狂症有相似之处,别人会有羡慕和诧异的眼光,也有可能说出一些奉承言语,但却不一定都能完全符合患者的胃口。

(3)自我保护。患者会竭尽全力地避免自我形象的损害。他们认为自我形象的美好和完整是自己的价值之本,因此,他们十分关注旁人对自己形象的认同或不满。他们认为别人对自己形象的意见不一,对自己形象没有给予充分的赞赏或尊重,是对其巨大的威胁、挑战或自尊的损害。患者周围比较熟悉的人都会了解患者的这种超敏状态,了解他们容易激惹的触发点,因此往往避免与患者的直接接触,以免受到患者当众的报复。

(三)认知行为干预的策略和常用技术

对于自恋型人格障碍患者的认知行为干预,与对其他患者的心理干预不一样。让自恋型人格障碍患者接受和配合治疗非常不容易。患者有一个很特殊的过程,这就是"愿望—接受"过程。弗里曼称之为"反意向"。此阶段介于患者没有意向和开始有意向之间。患者最初认为没有必要进行自我改变,他们认为"我不需要改变什么,而且,你也不可能让我从根本上改变什么"。如果患者处在伤痛时,他们也会处在矛盾之中,会在接受治疗和拒绝治疗之间徘徊。当他们倾向于接受治疗时,有一股力量会产生抵御作用,这就是他们信念中的"我不如他人"。如果这一种力量始终在起作用,即使治疗师非常有诚意地帮助患者,也会遭到排斥。因此对于自恋型人格障碍患者的认知行为干预,治疗师需要寻找契机,要选择患者有改变自己愿望的稳定阶段实施干预。

对于自恋型人格障碍患者的认知行为干预可以分为两个部分,即合作策略和特殊干预。

1. 合作策略

与自恋型人格障碍患者合作有一定难度,他们的自我戒备特征以及自我保护的维护性行为往往会给治疗师带来许多麻烦。患者的人际交往模式既有傲慢的一面,又有讨好的一面。当治疗师第一次接待患者,患者就有可能到处挑刺,表示不满,甚至还会对治疗师的接待和应对进行挑战。患者也会讨好治疗师,希望治疗师把他看成一个"特殊的人物",想得到治疗师对他的特殊照顾。所以,治疗师对于患者的合作策略决非一个简单的、常规应付的问题。

治疗师对自恋型人格障碍患者治疗的核心内容是调整他们的负性信念,但在操作中需要有耐心,要有坚持不懈的精神,对此,治疗师应该有充分的心理准备。自恋型人格障碍患者存在的问题,其本身很容易动摇和治疗师的合作,因为他们缺乏内省,缺少对自我改变的态度及关注。当患者还未接受治疗师的治疗之前,治疗师就应开始启发他们对自己的问题进行反思,这是初期的引导。有的患者会误解治疗师的帮助,认为引导是一种威胁,此时,治疗师就需要设法解除患者的顾虑,改变患者的认知,使他们把治疗过程看作一种自我强化的过程。有的患者自认为他们极为特别,可以不经任何努力和挑战就能轻而易举地获得治疗的成功。他们或许会抱怨治疗师的治疗进度过于缓慢,或受到阻抗的干预是治疗师在治疗操作过程中的失误。治疗师对于患者的反应应该十分谨慎,不能轻易放弃,同时应该从这些现象中观察患者人格的特殊表现。

治疗师需要对自恋型人格障碍患者配合治疗的行为进行不断的鼓励、赞扬和支持,同时还需要根据治疗的动态及进程不断调整治疗的结构和进度。治疗师需要以良好的反应及对患者带有"磁性"的评价来满足患者对医患关系的维持愿望。

治疗师不能习惯性地运用常规的反应模式来对待自恋型人格障碍患者。有时治疗师对患者积极或消极的反应都有可能给治疗过程带来阻力,所以治疗师需要合理处理自己的反应和对患者的评价,要不断强化患者的积极参与行为。在治疗过程中,对于治疗师还有一种不易驾驭的挑战,就是当患者出现不法行为、不道德行为、虐待行为时治疗师会不由自主地产生厌恶感。这会影响到医患关系和治疗过程。这是对治疗师的一种考验,也是一种经验的积累。治疗师不能退缩,应该通过规范的认知干预技术,用记录自动想法、自我检查行为、情绪控制调适等方法来处理和应对。当有些问题已经越出认知治疗的范围,治疗师应该及时动用其他社会资源和力量来投入问题的解决。

由此看来,与自恋型人格障碍患者保持良好的治疗性医患关系对于治疗师有一定难度。但是治疗师只要充分掌握患者障碍的特征和规律,不断总结经验与调整应对策略和技术,就有可能驾驭这种特殊的医患关系,将治疗顺利地深入推进。

2.特殊干预

治疗师对于自恋型人格障碍患者的认知行为干预需要一些特殊的干预技术,这些技术都是在常用干预技术基础上有一定的提升或在操作层面具有指向性。因此只要治疗师在常用认知行为干预技术方面达到了基本水准,在对自恋型人格障碍患者的干预中也能逐步掌握其中的规律和技巧。

(1)设定目标。对于自恋性人格障碍患者的主要治疗目标包括:①促进患者的优势,增强患者达到切合实际的成功技能;②加强患者对环境和他人的客观理解;③探讨患者有关自我价值、情绪、行为应对等信念。这些治疗目的的设定并不能由治疗师单向制定,而是需要与患者一起讨论商定。患者有人格障碍,所以常常会出现说话不算数的情况。治疗师在理解他们的同时,必须坚持与患者共同实施的目标。

当目标设定以后,治疗师需要制定为了达到目标所采用的配套方法,如检验患者的自动想法、假设和规则,让患者自己来发现其中的功能失调;通过拼图直观地显示患者在一大堆问题中占主要地位的问题;可采用角色扮演的方法,尤其是角色反串的方法,让患者从不同的视角来体验实情和各方的感受;可通过指导性的结构性谈话来挖掘患者认知潜在层面的自我夸大的信念、假设和规则。治疗师在使用这些干预方法时,可能已经在治疗其他心理障碍患者中积累了不少的经验,但是对自恋型人格障碍患者的干预一定要考虑其特殊性,应充分地做好准备,避免患者"爆冷门"而产生措手不及的负面后果。

(2)展现问题。自恋型人格障碍患者最害怕的是暴露自己的问题,因而在认知行为干预中,展现患者的问题是一个有难度的重要技术。治疗师首先应解除患者的顾虑,鼓励患者把自己的问题用列表的形式排列出来。治疗师可根据列表中的问题引导患者明确表达赞同或反对。有时对于患者会出现一些困难,如突然无法进行归类和表达,但是,这正显露出患者的问题所在,他们突然性地表达困难也体现了他们在对待事物态度方面的犹豫和动摇。患者对于接受治疗的心情可能是矛盾的,但是既然已经来到心理治疗师的面前,说明他们对于接受认知治疗的认可。尽管治疗中患者会对一些话题比较敏感,甚至会出现抵触或不适,但是治疗师需要鼓励他们积极地参与和全身心地投入,让他们理解整个治疗过程既是一个成长的过程,又是一个具有挑战意义和发展的过程。

在治疗过程中,治疗师不要拘泥于单一的谈话交流,可使用一些规范的量表来监测患者治疗过程中的动态变化,如人格信念问卷(PBQ),能够提供患者特殊的信念以及对这些信念强度的相关信息。

治疗师心理干预的功效应体现在3个方面:①评述现有的危机和破坏性行为;②关注人格障碍的各种症状;③通过认知转变和行为调整来改善患者的负性信念。治疗师不能苛求认知治疗能够达到患者人格重塑的目的,而应为了达到促进患者行为的适应性,建立更完整的自尊及相关适应性的信念,同时能够与周围的人更加和睦地相处,与整个社会更加和谐。

(3)实现目标。患者对于目标追求的理性方向和合理途径,治疗师需要循循善诱。患者把自我价值和自我身份作为其人生目标,却忽略了获得成功所需要付出的艰辛努力。这些都可能是患者诱发负性核心信念的导火线。治疗师需要让患者理清思路,端正患者对权力的态度,要使患者意识到过多地依赖于幻想、固执及夸张的期望是无法实现自我价值的,也不可能获得真正的优势和业绩。要让患者清楚成功不可能通过患者的想象和夸张来实现。接受认知治疗能够帮助患者更有效地去达到理想中的实际目标,能够客观地检测所取得的成效的切实效果和真实意义。但是,认知治疗的目标不可能迎合患者虚幻的、空洞的、假象的目标。

(4)和谐关系。自恋型人格障碍患者一般与周围的人缺乏和谐的关系,这与他们缺乏有效的人际交往能力有直接的关系,因此治疗师应该帮助患者提高与他人交往的基本技能。患者缺乏人际交往的基本技能表现在倾听、移情、提问、关心、接纳、分享等,他们习惯于用审判、操纵、支配、命令、指责、猜测来处理人际关系。治疗师需要指导他们,不仅教会他们积极的人际交往技巧,同时应弱化他们习惯的处世模式,让患者认识到关注人际关系的界限和合理认知对处理人际关系的积极意义,指导患者降低人际交往中产生的阻抗。由于患者缺乏人际交往的界限概念,所以他们只会以自己为中心,认为周围的人都必须围着他转。治疗师应该为他们提供更多的人际互动的知识,让他们了解人与人之间的界限包括身体、社交、情感等多方面的界限。治疗师需要训练患者如何对别人进行了解和判断,学会如何向别人表达自己的感受及反馈。这些对于自恋型人格障碍患者都是新的科目,治疗师应该像教练员一样逐项地对他们进行严格的训练和全面的评估。

(5)调适情感。对患者僵化的情感调适有助于改变患者负性的信念。自恋型人格障碍患者的自信是扭曲的,他们把自我评价与外界评价之间的脱节看成是自身的弱点或能力的丧失,这使得他们感到自己的形象缺陷已进入绝境。患者认为他们在任何时候都应该是舒服、快乐、自信的,如果达不到这种状态,就会出现无能、失望、恐惧、忧伤、焦虑及其他各种不良情绪。这些负性的情绪会直接影响他们自信和成功的信念,并坚持"我必须保护自己的形象"的想法。

治疗师要改变患者的负性信念,可以从打破不良情绪对信念影响的恶性循环入手。首先,治疗师应该引导患者接受各种情绪体验,无论是正性的还是负性的情绪,患者都需要逐步做到不予排斥,勇于接受。其次,治疗师应向患者指出,患者所期望的、持久的正性情绪,如果对此过分地在乎,反而会对患者产生消极的作用。因为患者很容易把任何负性情绪看成是对自尊的一种威胁。最后,治疗师需要关注患者对于一些特定的情绪所表现出的蔑视和排斥态度,收集患者在这种情况下所产生的功能失调的负性自动想法,如"由于情感挫伤,我变得愚笨和软弱""如果我不能一直快乐,那么做人还有什么意思"。治疗师需要引导患者提高接受各种情绪刺激的适度反应,提高他们对负性情绪的耐受程度。同时也须让患者清楚,他们所追求的"永远快乐"是难以实现的,而这种扭曲的追求只会给患者带来更多的痛苦和社会适应的严重阻碍。

(6)强化信念。与患者一起检验负性信念并强化其正性信念,是治疗师重要的干预环节。治疗师可以根据每个患者在信念系统中最为典型的形式进行讨论、争辩和探索。如果患者认为"被人欣赏和感到自己与众不同是最重要的",那么治疗师可以围绕患者的这一信念来启发患者了解这一信念可能会引发不适应社会的后果,让患者从更广的视角来审视原来信念所构成的不良现实效应。

治疗师要想进一步改变患者的信念,还需要与患者一起去追溯患者的成长根源以及潜移默化地从家庭中吸纳的价值观、规则和行为模式。然而这只能作为一种"回归"方法,而不能作为一种归因。把患者的负性信念和人格障碍都归咎于家庭背景及成长史,不利于患者树立对改变信念的信心。因为过去的已经过去,人格障碍的存在是客观的现实,治疗和改变人格障碍则是患者当下的目标。治疗师可与患者共同建立一套具有自尊功能的信念,这是一个有效的信念重构过程。患者可以从中接纳一些新的信念,逐步替代以往的负性信念(表 3-2)。

表 3-2　信念重构的内容

每个人和其他所有的人一样,都有自己的特点
自尊是大家共有的基本需求
建立友好的人际关系或帮助别人,不必考虑是否被认可
平凡和普通同样是幸福
人际关系是一种经验,而不是地位的象征
其他人可以值得信赖,而不是绝对的竞争对手
使别人感到不舒服的反馈是正常的现象,或许还有一定的价值
每个人都有其独特的一面
我的存在和幸福并不需要别人不断地认可
喜欢别人是自己正常的内心活动,不必挖空心思地去讨好别人
地位、富有、荣耀不一定都能体现真正的自我价值

（刘伟,夏妍,薛艳立）

第四章 认知障碍的康复

第一节 注意障碍

一、注意障碍概述与特点

注意一般是指人们集中于某种特殊内外环境刺激而不被其他刺激分散的能力,将知觉集中于一个刺激、思想或行为上,同时忽略其他不相关的刺激、思想或行为的能力。注意具有多维度特征,包括注意的集中、维持、选择、转移及分配。注意不是一个独立的认知过程,而是支持其他所有认知功能的基础功能,与感觉、知觉及执行功能等认知活动密切相关。注意能使儿童有选择性地接受外在环境的信息,及时发觉环境的变化并相应地调节自己的行为反应,还能使儿童为应付外界刺激准备新的动作,集中获取新信息。共同注意力是指儿童能够通过协调眼神和动作与他人分享有趣的事物和体验,与他人共同对某一对象或事物加以注意的行为。共同注意力的表现形式有两种:回应性共同注意力和发起性共同注意力。回应性共同注意力是指对来自他人的关于某一实物的语言或者动作沟通有恰当的反应。发起性共同注意力是指能够自发地用沟通行为引起他人的注意力。

注意障碍是指当进行一项工作时,不能持续注意。注意持续时间短暂、容易分散,常见于脑损伤的后遗症、注意缺陷与多动障碍、儿童孤独症、精神分裂症等患者,表现为不能充分地注意,但对简单刺激有反应,如声音或物体。比较严重的注意问题包括不能把注意从一件事上转移到另一件事上,或分别注意同时发生的两件事情。大多数患者常抱怨在一定时间内不能做一件以上的事情,不能同时处理一项以上的活动。存在共同注意障碍的孤独症患儿,回应性共同注意力和发起性共同注意力都有明显的缺陷,大部分孤独症孩子最初在与他人对视上明显缺乏注意力对教导者的话无反应,对在一旁的伙伴或者指导者无任何的视觉交流。

（一）注意的类型及障碍表现

Sohlberg 和 Mateer 将注意分为 5 个类型,不同类型的注意障碍可出现不同的障碍表现。

1. 集中性注意

集中性注意是指对外界刺激(视、听、触觉等)的基本反应能力。如观察某人时,注意其特殊的面部特征、表情、言谈举止等。此种注意损伤,一般见于脑和兴奋性下降,表现为反应迟钝和缓慢。

2. 维持性注意

维持性注意指在一个持续或重复的活动中保持一致的行为反应能力,即注意的稳定性。如在公路上开车、看电视,在给患者进行功能训练时观察患者都属于此种注意。注意维持障碍主要表现在不能较长时间专注一项任务或活动,仅能维持数秒或数分钟,易于中断,因此难以掌握所学知识或学习缺乏深度。例如注意力缺陷与多动障碍(ADHD)患儿常在课堂上很难专心听讲,做事或活动中很难维持专注力。

3. 选择性注意

选择性注意指专注于目标信息而抑制或忽略其他非目标信息的能力。例如在客厅,别人在看电视,而你在看报纸或写作业等;或者在一个喧闹的交际酒会上,尽管周边噪声很大,但是我们还是可以听到朋友说话的内容,这也就是"鸡尾酒会效应"。该注意损伤的患者很容易被外界无关刺激干扰而无法关注或完成当前的任务,该类患者在 Stroop 字色干扰测试中会出现反应时间延长和错误率增加。

4. 转移性注意

转移性注意指个体在不同任务和活动之间转换关注焦点的能力,是思维灵活性的表现。例如你正在做某项工作时,电话铃突然响起来,你会暂停工作去接电话,接完电话再继续原来的工作。该注意损伤的患者在进行连线测验(TMT)时常表现用时长、错误率高,并且在康复治疗过程中将难以跟随治疗师的指令变化训练内容,难以从一个动作转换到下一个动作,影响完成新的训练任务。

5. 分配性注意

分配性注意是注意的最高水平,指对两种或两种以上的刺激同时进行反应,即将注意分配到不同的活动的能力。例如驾车时与乘客交谈。此注意损伤的患者常难以完成双重任务,患者在肢体康复训练及日常生活都将受到极大的影响。

同一患者常并存多种类型的注意障碍,障碍程度因障碍的类型、病变部位及范围不同而有所差异。

(二)注意的认知加工模型

对注意的研究是从有关信息缩减开始的。人类的各种感官每时每刻都受到各种感官刺激,由于人类信息加工系统是有限的,人不可能对所有感官刺激进行完善加工,只能对重要信息进行加工而忽略其他信息。因此,注意的核心问题就是对信息的选择分析,根据研究的不同结果,研究者提出了以下几个模型。

1. 过滤器模型

Brodbent(1985)提出的过滤器模型是在众多有关注意的心理模型中最有影响力的模型。过滤器理论认为中枢神经系统对信息加工的能力是有限的,面对大量的外界信息,中枢神经系统必须对信息进行过滤和选择。为保证中枢神经系统对信息加工的有效性,在刺激被识别前,中枢神经系统会根据刺激物的物理特征进行选择性过滤,过滤后的信息会被送到单一有限的通道中进行下一步的加工,然后进行反应和记忆。未被选择的信息将不再被进行加工。Brodbent 将这一机制描述为一个门控机关,这个机关会对被注意的信息开放,而向被忽视的信息关闭。利用过滤器模型可以解释双耳分听试验中发现的加工局限及类似现象,但并不是所有数据都能被这种严格门控机制所解释。

2. 衰减模型

Treisman 对上述过滤器模型进行了修改，仍然承认选择性过滤器的存在，认为信息的过滤是选择性的衰减，而不是"完全或无"的过滤，未注意的信息只是"音量"调低了而已，同时将选择后的单通道改为多通道模型。

以上两种模型强调限制注意的瓶颈，即许多刺激经过感觉通路进入大脑时被过滤掉，不能通过脑干的网状结构，或达不到激活警觉系统的阈值，可以对选择性注意做出很好的解释，但是缺乏灵活性，也不能对分别注意及转移注意等复杂行为做出解释。

3. 反应选择模型

Deutsch 和 Norman 认为所有输入信息在进入过滤或者衰减之前都已经得到了充分的分析，进行自动识别和语义加工，而后才进入过滤或衰减的装置，因而对信息的加工发生在加工后期的反应阶段。由于选择发生在自动识别之后、反应之前，所以又称为注意的反应选择模型或后期选择模型。

4. 多阶段选择模型

上述过滤器理论、衰减理论及后期选择理论都假设注意的选择过程发生在信息加工的某个特定阶段，这意味着信息加工系统是固定的。Johnston 和 Heinz 提出了较为灵活的模型：选择过程在不同加工阶段都可能发生，在进行选择加工之前的加工阶段越多，所需要的认知加工资源也就越多，选择发生阶段依赖于当前的任务要求，即为多阶段选择理论。

（三）注意网络理论

注意网络理论是由 Peterson 等(1990)在总结脑功能成像研究和动物的脑损伤神经心理学研究结果后提出的。该理论认为注意网络由 3 个部分组成：定向、警觉与执行控制。这 3 个部分在解剖和功能上都有独自的神经网络，分别对应 3 个系统：前注意系统、警觉系统和后注意系统。警觉系统与持续性注意相关，前注意系统(执行控制)与选择性注意相关，也与双重任务密切相关，后注意系统(定向)与注意转移相关。该理论强调注意网络包括一定的皮层和皮层下结构，它们被整合到一起执行网络系统任务。其中定向系统涉及额叶视区、上顶叶、颞顶联合区、上丘脑；警觉系统涉及蓝斑核、右额叶、顶叶皮层；执行系统涉及前扣带回、丘脑腹侧核、前额皮质、基底节区。

（四）注意相关的神经递质

注意作为高级的认知功能，其神经机制涉及广泛的脑结构，并组成各自独立的神经网络，协同完成注意网络功能。不同的神经递质在注意的神经网络起不同的作用。相关的药理学研究支持注意网络的 3 个部分有各自的神经生理机制。警觉功能与脑内的去甲肾上腺素系统有关。对抗去甲肾上腺素的可乐定可减少或消除警觉信号对反应时的影响，但不影响对靶子的定向作用；胆碱系统对注意网络的定向功能起关键作用，在动物实验中，注射东莨菪碱到猴子的顶叶侧面将影响猴子注意力的定向功能。但不影响对警觉信号的反应时间，前扣带回和前额叶侧面多巴胺系统被认为对执行控制功能起作用。

二、注意障碍的评估

(一)评估目的

注意障碍影响患者康复训练及日常生活能力的恢复。采用标准化的测验可以正确评估患者的注意问题,有助于指导注意障碍的康复治疗计划的制订。标准化测验包括筛选评估及特定评估,可以提供客观可靠的数据,可以重复记录患者的认知功能。通过标准化测评,可为患者的康复提出更加明确的方向,应用针对性的康复手段提高患者的注意力及康复疗效。

(二)评估方法

注意评定方法方式各异,包括神经心理学测验、注意问卷调查表、计算机筛查评估及神经影像学方法等。

1.神经心理成套测验中的子测验

神经心理成套测验中包含有注意的评定:Halstead-Reitan 成套测验中的节律、语声知觉测验及连线测验,简易精神状况检查(MMSE)及蒙特利尔认知评定量表(MoCA)中的连续减7 任务,韦氏智力测试量表中的数字正述、反述及数字-符号测验及源自 WMS-R 的子测验的视觉记忆广度,执行功能障碍行为学测试(BADS)中的六因素(SET)任务,被应用于注意转移的检查。

2.注意的单项测验

根据 Sohlberg 和 Mateer 将注意分为 5 个类型,一些学者针对具体注意类型开发了注意的单项测验。单项测验的优点是可以避免执行与诊断无关的测验项目,省时,减轻患者负担;缺点是测验的选择主要依靠神经心理学家的经验,因而可能会遗漏一些问题。单项测验包括以下内容。

(1)持续性注意:常用的评价方法有划销测验、单音计数测验、持续作业测验(CPT),均用来评价注意的维持和警觉。其中 CPT 是对注意维持及警觉高度敏感的测验,常用于持续性注意障碍的检查。

(2)转移性注意:评价方法包括①符号-数字测验(SD-MT),与 WAIS 的数字符号分测验相似,可用来测评成人和儿童的转移性注意障碍,也可用来进行分配性注意的评估。②连线测验(TMT)包括连线测验 A、B 两个部分,由于研究者不同,TMT 可用来测评信息加工速度、加工转换、认知灵活性、视觉搜索、运动行为及执行功能等多个认知功能。一些学者认为TMT-A 主要评价注意维持,TMT-B 则主要评价注意转移。

(3)选择性注意:评价方法包括经典的 Stroop 字色干扰任务(SWCT),可以评价选择性注意、反应抑制能力、注意集中能力和执行功能。一般分 3 个部分,第 1 部分是单纯颜色字的阅读,第 2 部分是对颜色的命名,第 3 部分是字与颜色的干扰测验,Stroop 效应就明显地反映在第 3 部分。

(4)分配性注意:目前多同时应用视听觉双任务或双耳分听任务来测评,也可将记忆与计算任务相混合,在复合视觉刺激的各个元素间进行注意分配。其中同步听觉序列加法测验(PASAT)多被采用,该测验要求受试者连续听 61 个随机排列的 1~9 的数字,同时计算出相邻 2 个数字之和。它以数字间隔时间的不同,将其设计成不同版本,多用于存在认知障碍患者的评定,尤其是注意障碍的评定。该测验不仅包括注意分配问题,还涉及注意、计算、记忆及信息加工速度。

3. 注意的成套测验

注意是多类型的认知功能,有学者提出评价注意需要用多角度的测验工具,才能全面评估注意功能。注意网络测验(ANT)由 Jin Fan(2002)等开发,其设计基于 Posner 和 Peterson 的注意网络理论,包括空间信号反应任务及侧抑制任务,计算机记录受试者的反应正误和时间,通过测定不同状态下的反应时间来评估注意网络中警觉、定向和执行控制 3 项功能。在测验过程中,受试者的眼睛一直盯着屏幕中心的注视点,手指置于键盘的反应键上,要求受试者正确并迅速判断靶子的朝向:即中间的箭头方向是朝左或者朝右,并按相应键反应。如果箭头方向朝左,就按"←"键反应,如果箭头方向朝右,就按"→"键反应。

4. 生态学测验

广义的生态学概念是指研究有机体及其与环境相互作用的科学。生态学效度是指通过模拟受试者的日常生活来评价其神经心理学相关的认知活动状况,是神经心理学测验的测评结果与日常生活环境中的行为能力之间关系的体现,它在康复评价与治疗方面尤其重要。生态学测验包括以下内容。

(1)日常注意成套测验(TEA):Pobertson 等(1994)制订的日常注意成套测验是以日常活动为测验项目,可用于筛查和评估潜在的注意功能障碍,也是一套标准的评价注意功能的神经生理学测验,可反映实际的注意功能,包括持续注意、选择注意、分别注意及注意转换。它是具有生态学效度的标准化测验,是以 Posner 和 Peterson 注意网络理论为基础,包括 8 个子测验,针对注意不同类型设计。包括通过不同的声音或指示灯,在无和有背景噪音中分辨双向电梯的位置;在电话簿中查阅指定的一组电话号码;边数数边查阅电话号码;核对彩票;颜色连线测验等测验。TEA 有 A、B、C 3 个平行版本,可在 3 个连续时期用平行的资料进行测验,具有很好的信度、效度。临床上已应用于脑外伤、脑卒中、学习障碍、阿尔茨海默病、帕金森病患者的注意评定。

(2)虚拟现实认知行为评估测验(VRCPAT):近年来,虚拟现实技术逐渐应用于认知、运动功能的评价、训练及学术研究中,是应用计算机技术来设计动态三维的场景画面,模拟现实生活中的一些场景(如教室、公路等),受试者需要头戴一个传感显示装置,将其与外界隔开,完全投入虚拟场景中去执行相关认知任务。设计模拟现实生活,提高了认知测验的生态学效度。虚拟现实认知行为评估测验是近年来较成熟的虚拟现实测验,其中包括 2 个注意任务,评价选择性注意和工作记忆,这 2 项注意测验与以往实验室神经心理测验有较好的相关性,能有效评价注意功能。Christiansen 和同事描述了利用电脑模仿一个虚拟厨房，脑外伤患者置身其中进行常规备餐活动，由此评估患者处理事务及信息排序的能力。这些例子都是可重复使用的评估特定认知功能的工具，是对脑外伤患者传统康复评估的补充。

5.计算机筛查评估

利用计算机进行认知的筛查评估和辅助训练将得到更广泛的应用。R-RZX-01 型认知能力测试与训练仪可以对患者的各项认知功能进行筛查评估，包括注意力的稳定性、广度、分配性与转移性。根据筛查评估的各项认知功能的障碍点提供个体化、科学的康复训练。

6.事件相关电位检查（ERP）

事件相关电位检查是评价认知能力和判断能力受损程度较有价值的方法之一，Mangun 和 Hillyard 采用 ERP 研究视觉空间注意，发现当受试者注意一个位置而忽视其他位置时，由该位置刺激引发的早期 ERP 波幅明显增大。在枕叶外纹状视皮层达到最大值，提示该部位与视觉空间注意选择有关。P3 波反映受试者对刺激的接受、处理、认知以及反应等认知过程，是注意、感知、记忆、判断和思维的总和，不受刺激的物理特性影响。其波幅和潜伏期能客观反映受试者的认知能力。有研究发现注意缺陷与多动障碍（ADHD）患儿的 P2 和 N2 潜伏期较正常对照儿童缩短，重度 ADHD 组较轻度 ADHD 组 ERP 的 P3 波波幅低，潜伏期长，这可能与患儿主动性选择注意缺陷和心理期望不足有关。对靶刺激的敏感性和警觉性降低，表现认知过程的感受能力下降，因而 P3 波出现率低或波幅低，并且发现主动注意时 ADHD 的 N1、P2、N2 和 P3 等波幅都明显低于正常儿童，这些异常在服用兴奋剂后得到改善，从而认为这些变化反映了 ADHD 患儿主动注意能力差。对颞顶联合区损伤患者的研究发现，其注意及记忆功能受损，P3 波显著减少，说明该部位与注意功能相关。CNV 是 ERP 的一种负性慢波，CNV 实验模式是研究维持注意的有效方法。目前发现，前额叶损伤引起同侧半球各部位的 CNV 普遍减少，对侧半球不受影响，提示前额叶具有保持注意的功能。

7.功能磁共振检查（fMRI）

应用 fMRI 研究注意等认知功能日趋活跃，Posner 等通过 fMRI 发现警觉信号可刺激右侧额顶叶，而上顶叶和颞顶交界等区域与注意网络的定向功能有关，涉及解决冲突任务时 fMRI 显示额叶的中间部分（前扣带回）和前额叶的侧面被激活。人类前额叶损失可导致执行干扰任务的能力下降。大量对前额叶控制功能的研究发现，额叶腹背侧区、扣带回、顶叶和前运动区紧密联系成一个与认知活动（如注意、工作记忆）相关的网络。

三、注意障碍的康复

注意障碍的康复是认知康复的中心问题，虽然它只是认知障碍的一个方面，但只有纠正了注意障碍，记忆、学习、交流、解决问题等认知障碍的康复才能有效地进行。在训练中应遵循如下原则。

（1）每次训练前，在给予口令、建议、提供信息或改变活动时，应确信患者有注意。如果可能,要求患者复述已说过的话,应用功能性活动治疗,在丰富多彩的生活活动中,提高患者注意能力与应变力。

(2)避免干扰:治疗应先在一个安静、不会引起注意力分散的环境下进行,逐渐转移到接近正常和正常的环境中执行。当患者注意改善时,逐渐增加治疗时间和任务难度。教会患者主动地观察周围环境,识别引起潜在的精神不集中的因素,并排除它们或改变它们的位置,如电视机、收音机位置或开着的门等,强调按活动顺序完成每个步骤,并准确地解释为什么这样做。

(3)与患者及其家人一起制订目标,实施训练计划:鼓励患者家人、照顾者参与训练,使其了解患者情况及照顾技巧,鼓励他们在非治疗时间应用训练时所学到的技巧,督促患者在注意训练的同时,兼顾其他认知障碍的康复,如记忆力、定向力、判断力及执行功能等。

(4)信息处理训练:可采用如下方法进行。

1)兴趣法:用患者感兴趣或熟悉的活动刺激注意,如使用电脑游戏、专门编制的软件、虚拟的应用等示范法。示范想要患者做的活动,并用语言提示他们,以多种感觉方式将要做的活动展现在患者眼前,这样有助于患者知道让他们集中注意的信息。如打太极拳,一边让患者看到刚柔共济、舒展流畅的动作,一边抑扬顿挫地讲解动作要领,使患者视觉、听觉都调动起来,加强注意。在训练存在共同注意力障碍的孤独症患儿时,治疗师应选择孩子感兴趣的物品或者活动,引起患儿的注意,并将患儿对物品的注意引导到对人的注意,与治疗师有眼神接触。

2)奖赏法:用词语称赞或其他强化刺激增加所希望的注意行为出现的频率和持续的时间。希望的注意反应出现之后,立即给予奖励。临床上常用的代币法就是一种奖赏方法。

3)电话交谈:在电话中交谈比面对面谈话更易集中患者的注意力。这是因为电话提供的刺激更专一,因此应鼓励不同住的家人、亲友打电话和患者聊天,特别是他所感兴趣的话题。

(5)以技术为基础的训练:这种训练不仅要集中注意力,还需要一些理解能力、判断能力,包括如下方法:猜测游戏、删除作业、时间感、数目顺序。

(6)分类训练:其目的是提高患者不同难度的注意力,操作方式多以纸笔练习形式进行。要求患者按指示完成功课纸上的练习,或对录音带、电脑中的指示做出适当的反应。内容按照注意力的分类可分为持续性、选择性、交替性及分别性注意训练。

(7)计算机辅助训练:计算机游戏等软件对注意的改善有极大帮助,通过丰富多彩的画面、声音提示及主动参与,使用特制的键盘与鼠标,能够强烈吸引患者的注意。根据注意障碍的不同,可设计不同程序,让患者操作完成。如模拟产品质量、检验的软件即可训练注意、警觉性、视知觉等。R-RZX-01型认知能力测试与训练仪不仅可以对患者的各项认知功能进行筛查评估,还针对患者的注意障碍设定了不同难度级别的数字专注、顺序专注、接球、连线1、连线2、综合专注等康复训练。"打地鼠"趣味游戏,患者需要注意地鼠不断地从不同的地洞冒出,随着等级难度提高,地鼠出现频率加快,患者需要保持高度的警觉性,并快速敲打出现的地鼠,计算机将统计敲打地鼠的准确率及反应时间。通过这个游戏可以训练患者的集中性注意及维持性注意。

(8)虚拟现实(VR)技术训练:虚拟现实技术训练是由计算机生成的一种可以创建和体验虚拟世界的计算机系统。它通过视、听、触觉等作用于使用者,使患者在训练过程中产生身临其境的感觉和体验,使人机交互更加自然和谐。VR 的主要特征是多感知性、沉浸感、交互性、构想性。由于 VR 系统具有沉浸、交互和想象的特点,受试者在接受长时间治疗训练时,容易保持注意力集中,该方法可以对多动、注意力不足及冲动有明显治疗效果。沉浸性 VR 有明显的注意增强作用,对青少年注意障碍治疗有显著效果。通过驾驶虚拟的汽车,患者要注意路面情况,还要注意周边的信号灯及行人,这不仅提高了患者的兴趣及沉浸感,避免现实中训练的危险,还可在游戏中训练患者的集中性注意、维持性注意、分配性注意等。

(9)综合性训练:用于日常生活活动的训练,要处理或代偿的策略取决于注意障碍患者在日常生活中所面对的特殊挑战,例如,一个接待员需要学习在工作环境中怎样消除分散注意力的技能,保持警觉,直到活动完成。

(10)针灸治疗:有文献报道,针刺神门、内关、四神聪、颞三针、脑三针等穴位,对注意力、记忆力等认知功能有一定的改善作用,但缺乏大量样本研究及随访,其具体作用机制尚不明确。

(11)药物治疗:注意障碍的患者除了进行积极的注意力行为治疗及认知功能训练外,还可以采用药物治疗。包括一线药物即精神兴奋剂,如短效的哌甲酯、盐酸哌甲酯控释片,可用于注意缺陷多动障碍儿童的治疗,二线药物有三环类抗抑郁药,如丙咪嗪、去甲丙咪嗪。当临床使用两种兴奋剂无效或者兴奋剂治疗伴发失眠、抽动时,可尝试三环类抗抑郁药。使用精神类药物应注意药物不良反应,并应长期随访。一些益智类的中成药对注意力障碍有一定疗效,其具体作用机制有待进一步研究。

(程露杨,李梅,赵斐)

第二节　记忆障碍

一、记忆

(一)记忆的定义与特点

1.定义

人类记忆是相当复杂的认知功能,是人脑的重要高级功能之一,与学习关系密切,二者是智力构成的重要因素。

在《国际功能、残疾和健康分类》(ICF)中,记忆被定义为"登录和储存信息并在需要时检索信息的特殊精神功能"。

从心理学的角度定义记忆即为信息编码、存储和提取的过程,编码是指使外来的信息以化学或物理刺激的形式被感知,这个阶段信息必须转换成能够进入编码进程;存储是第二阶段,在这个过程中信息被维持一段时间,第三阶段是提取已经存储的信息。

从认知神经学的角度,记忆被定义为对过去经历过的事物在头脑中的反映,指获得的信息或经验在脑内储存和提取的神经过程,是有意义的追忆经历。

2.记忆过程

一般认为,记忆包含 3 个基本过程。

(1)获得:又称登录,是感知外界事物或接受外界信息的阶段,也就是通过感觉系统向脑内输入信号的阶段,是接收情报的过程。

(2)巩固:获得的信息在脑内编码、储存和保持的阶段。将输入的情报较永久地保留叫储存情报。这种过程必须反复与已储存的其他情报联系、强化,这是能动的过程。

(3)再现:又称提取,是将储存于脑内的信息提取出来使之再现于意识中的过程,也就是通常说的回忆。

从心理学信息加工的角度,记忆包括 3 个重要的方面,分别为编码、储存和提取,三者之间形成一个独立而又相互作用的基本过程。

临床过程中,记忆的基本过程包括识记、保持和回忆 3 个环节,识记是人识别并记住事物的过程,是记忆的第一环节。识记的目的,识记材料的意义、数量和呈现的先后顺序以及识记时的情绪状态都可能对识记的效果产生影响。保持是识记的事物在头脑中存储和巩固的过程,是实现回忆的必要前提,所有的材料或信息是否能够得到巩固和持久的保持有赖于识记任务的长久性、识记材料的性质、识记后的复习等因素,要求长久记住的记忆任务和复习均有利于材料保持时间的延长,而复习的作用就是通过多次的识记来巩固已建立的联系以加强保持的力度。

3.记忆的类型

(1)再认:当识记过的事物再次出现时能够把它识别出来,要求机体确认是否曾经接触过某一刺激。

(2)回忆:对头脑中所保持事物的提取,要求提取先前所学习的信息,是记忆的最后一个阶段。

(二)记忆的分类

1.按照时间分类

可分为回溯性记忆和前瞻性记忆,其中回溯性记忆又分为感觉记忆、短期记忆和长期记忆 3 种。

(1)感觉记忆:在客观刺激停止作用后,感觉信息在一个极短的时间内(0.25~0.5毫秒)保存下来,又叫瞬时记忆。感觉记忆一般对视觉或听觉进行编码,视觉感觉记忆保持的时间相当短,当超过 250 毫秒时,遗忘就开始了,保持的容量在 5~9 个字母;听觉感觉记忆的容量要比视觉感觉记忆小,平均只有 5 个左右;听觉感觉记忆的保持时间要比图像记忆长,可以达到 4 秒之久。

(2)短期记忆:介于感觉记忆和长期记忆的中间阶段,保持时间大约为 5 秒到 2 分钟,存储容量为 7±2 个组块,短期记忆是对视觉或语音听觉进行编码,以复述的方式进行加工,通过复述建立与长期记忆的联系,如果得不到复述将会迅速遗忘。

(3)长期记忆:信息经过充分和有一定深度的加工后,在头脑中长时间保留下来。它的保存时间长,可以从 1 分钟到许多年甚至终身;容量没有限度。长期记忆主要通过语义编码。长期记忆包括近期记忆和远期记忆,其中近期或近事记忆是只对发生在 24~48 小时经历的记忆,远期或远事记忆是指对发生于 48 小时以前的经历的记忆。

前瞻性记忆:记忆内容是属于将来的,分为事件相关的和时间相关的,时间相关的前瞻性记忆是由一个时间线索所促发的,例如,下午 4 点将要去看医师;事件相关的前瞻性记忆是由于一些事件促发的,例如,看到邮箱后要去寄信等,线索不一定与行为相关。

2.基于意识水平的记忆分类

可分为内隐记忆和外显记忆。

(1)内隐记忆:在不需要意识或有意回忆的条件下,个体的过去经验对当前任务自动产生影响的现象。内隐记忆是在研究精神病患者的启动效应中发现的,所以人们常把内隐记忆和启动效应作为同等概念使用。

(2)外显记忆:在意识的控制下,过去经验对当前作业产生的有意识的影响。

3.按照记忆的内容或信息加工方式分类

分为陈述性记忆和非陈述性记忆。

(1)陈述性记忆:有关事实和事件的记忆,它可以通过语言传授而一次性获得。陈述性记忆又称外显记忆、意识回忆等,进一步又可分为情景记忆和语义记忆。

1)情景记忆:人们根据时空关系对某个事件的记忆。情景记忆更多被用在个人记忆,例如感觉、情感、个人对特殊地点和时间的联系。

2)语义记忆:人们对一般知识和规律的记忆,与特殊的地点、时间无关。它表现在单词、符号、公式、规则、概念这样的形式中。关注独立于内容的是情景记忆,关注信息具体到特殊的场景、时间和地点;语义记忆允许世界抽象信息的解码,例如巴黎是法国首都。

(2)非陈述性记忆:又称程序性记忆、内隐记忆,与实际操作、实践有关的记忆,包括技能和习惯、启动效应,简单的经典条件反射和非联想性学习。内隐记忆是近十年记忆研究的热点,其中以启动效应最具代表性。启动效应是指一个刺激新近被呈现过(学习阶段)导致对这个刺激的识别或侦察能力(测试阶段)提高。启动效应又分为知觉性启动效应和概念性启动效应两个亚型。

(三)记忆的神经机制

1.神经网络记忆

神经网络记忆是在脑内由不同结构构成的,当前认为皮质和边缘结构是产生记忆的重要结构。有关此机制的产生有人曾提出 Papez 环路,也称海马环路,即乳头体-丘脑束-下丘脑前核-扣带回-海马旁回-海马-穹隆-乳头体。目前对此环路已加以修正,并扩充了其他有关的结构,大致分为以下 3 个主要结构。

(1)内侧颞叶边缘系统结构,包括海马结构(海马及齿状回和灰背)、海马旁回、杏仁核、嗅周皮质和内嗅皮质。

(2)丘脑内侧核团,有背内侧核和前部核团。

(3)额叶的腹内侧部分,包括眶额皮质、前额叶内侧以及扣带回。

2. 记忆功能的定位

在脑内不同定位的记忆是相当复杂的,了解记忆功能在脑部的定位将有助于改善脑的记忆功能。

(1)额叶:大脑发育中最高级的部分,它包括初级运动区、前运动区和前额叶,其中前额叶与认知功能关系密切。前额叶与所有的感觉区都有往返的纤维联系,与纹状体、杏仁核、颞叶、枕叶和顶叶等脑区的联系也很密切,与多种感觉信息的加工、记忆、思维以及情绪等脑的高级功能有关。行为研究证实,前额叶与记忆功能有密切关系,涉及的过程包括工作记忆、元记忆、顺序记忆、前摄抑制释放能力、抑制无关信息的干扰、组织和计划有意义的活动、问题解决等。前额叶皮质的完整对空间工作记忆极为重要,它也对颞叶参加工作记忆起易化作用。

(2)颞叶:19 世纪初期,心理学家根据动物实验的结果认为,记忆痕迹是弥漫地储存于整个脑内的,并不存在特殊的与记忆有关的部位和结构。之后陆续有报道发现,颞叶内侧损伤时有明显的记忆障碍,后来逐渐形成了内侧颞叶记忆系统(MTL)的概念。颞叶皮层和海马在人类记忆功能中具有特殊重要性,陈述性记忆需储藏在海马和颞叶内侧,非陈述性记忆则不需要。左颞叶与语言记忆有关,右侧半球与非语言记忆有关。

(3)丘脑:临床研究表明,丘脑在人类记忆活动中起重要作用。双侧丘脑下脚或脚间区域梗死时可能留下永久性遗忘症,这种遗忘症往往是由丘脑前部病变引起的,只累及丘脑后部病变则不发生遗忘症。导致遗忘症的关键部位可能是与腹侧杏仁核传出通路(丘脑下脚)相邻的乳头丘脑束。遗忘一般与丘脑背内核、左颞区颞干(联合颞叶皮质与皮质下各基底纤维)病变相关。

3. 多重记忆系统

近年来流行的观点是多重记忆系统,即认为脑内不是只存在一个记忆系统,而是有多个彼此分离的记忆系统存在。

该观点认为外显记忆与内侧颞叶记忆系统有关,包括海马结构、颞叶皮质、杏仁核、嗅皮质(尤其是内嗅皮质)、齿状回和丘脑下脚等结构参与记忆的编码和情景记忆的固化,而长期记忆的储存,一般认为是在大脑新皮质,特别是联合皮质、感觉区、运动以外的广大皮质区内。在外显记忆中,脑功能成像研究成果是参与情节记忆的脑区有丘脑、颞中叶、前额叶、扣带回后部和楔前叶(小脑及顶叶中部区域),其中前额叶作用较为重要,并且两个大脑半球有分工协作,一般认为左侧负责情景记忆的编码,右侧负责提取。语义记忆的代表区在左侧额叶下部和扣带回前部。内隐记忆与外显记忆神经机制的最大区别在于它不依赖于 MTL 系统。内隐记忆包括多种亚成分,各亚成分神经基础各有不同,所涉及的结构从初级感觉运动中枢到新皮质。例如运动的学习与小脑有关,恐惧等情绪反应与杏仁核有关,习惯性学习和操作性条件反射与基底节有关,感知觉启动、知觉学习的中枢则在初级感觉中枢。

（四）不同年龄阶段记忆发展的规律

在人的生长发育和衰老过程中,不同年龄阶段记忆呈现不同的发展规律,下面分别进行阐述。

1. 婴儿期

6～12 个月婴儿的记忆保持时期继续延长,出现"认生"现象。

2. 幼儿期

幼儿期可分为短期记忆和长期记忆。短期记忆呈现先快后慢的特点。长期记忆的特点表现为:①无意识记占主导地位;②容易运用机械记忆;③形象记忆占主要地位。记忆策略的发展可分为 3 个阶段:①5 岁以前的儿童没有策略;②5～7 岁儿童呈过渡阶段;③10 岁以后记忆策略稳定发展,能运用的记忆策略有视觉复述和特征定位等。

3. 童年期

儿童的记忆容量随年龄的增长而增加。小学儿童的数字记忆广度已经与成人水平接近。童年期记忆发展的主要特点主要有以下 3 点。

（1）有意识记忆超过无意识记忆成为记忆的主要方式。

（2）意识记忆在记忆活动中逐渐占主导地位。

（3）词的抽象记忆的发展速度逐渐超过形象记忆。童年期记忆策略主要以复述和组织的形式进行,其中组织又可分为①归类:把要识记的材料按某种标准或关系进行归并,以帮助记忆;②系列化:把相互关联的信息按体系关系进行整理并条理化,以帮助记忆。

4. 青春期

随着记忆容量的发展,初中生的记忆容量达到 11.04＋0.4 个组块,超出成人短期记忆容量。记忆的主要特点:①自觉地运用意义记忆,同时有效地运用机械记忆;②多方面的记忆效果达到个体记忆的最佳时期;③有效地运用各种记忆策略。

5. 青年期

记忆伴随智力的发展,此时智力构成分为流体智力和晶体智力:流体智力是随神经系统的成熟而提高的;晶体智力是指通过掌握社会文化经验而获得的智力。在成人阶段,流体智力呈缓慢下降的趋势,而晶体智力则一直保持相对稳定,并随经验和知识积累而呈上升趋势。

6. 中年期

中年期的记忆力表现出记忆侧重点或结构的改变。对表面细节的记忆下降,而对意义或主题的记忆并没有下降。中年人在记忆加工过程中,不重视简单的细节,更关注有关事物本质的结论性的信息。

7. 老年期

老年期记忆变化的总趋势是随着年龄的增长而下降,从 50 岁开始有明显减退。老年期记忆力下降表现为记忆广度、机械识记、再认和回忆等的减退或下降。和回忆相比,再认下降的不是太多。记忆下降的机制:一种观点认为记忆加工过程的速度变慢是老年期记忆力下降的根本原因;另一种观点认为工作记忆容量变小是老年期记忆力下降的根本原因。

二、记忆障碍概述

(一)病因

记忆障碍是临床上器质性脑损害患者的常见主诉,影响学习、工作和社会交往,严重时累及日常生活活动能力。记忆障碍是神经组织破坏的结果,可表现为记忆的编码、存储和提取各个方面的障碍。记忆障碍可以是进展性的,如阿尔茨海默病;也可以是短暂性的,如脑外伤等。老化作为退行性疾病最强的独立危险因素,随着年纪的增加,也会表现出不同程度的记忆障碍。

多种疾病可导致记忆障碍,最常见的器质性脑损害包括脑外伤、脑血管疾病、不良反应 AD 等,另外,精神疾病、全身性疾病(如中毒、慢性酗酒、科萨科夫综合征等)、药物依赖及不良反应等也可出现记忆障碍。

(二)记忆障碍的常见类型

1. 记忆减退

记忆减退指患者对既往经历的重大事件难以回忆,或者表现为对新近发生的事情记忆转瞬即逝,严重时不但回忆减退,还可表现为对新刺激的识记、保持、再认均出现减退。

2. 遗忘

遗忘指对识记的材料不能再认或回忆,有生理性和病理性两种。根据遗忘的具体表现可分为多种类型:顺行性遗忘、逆行性遗忘、进行性遗忘、系统成分性遗忘、选择性遗忘和暂时性遗忘,其中前两者尤为重要。生理性遗忘是过滤、筛除大量无关信息的一种适应性自我保护机制。顺行性遗忘表现为不能保留新近获得的信息;逆行性遗忘表现为与时间梯度相关的过去信息丢失。遗忘不是匀速进行的。遗忘的速度总是先快后慢。

3. 错构

错构指对过去经历过的事情,在发生的时间、地点和情节上出现错误的回忆,并深信不疑。

4. 虚构

虚构指患者在回忆中将过去从未经历过的事情当作亲身经历加以描述,以虚构的事实来填补已遗忘的那一段记忆空白。

(三)不同部位脑损害所致记忆障碍的临床特点

临床上不同部位脑损害所表现的记忆障碍特点也不尽相同,归纳如表 4-1。

表 4-1　不同部位脑损害所致记忆障碍的临床特点

病变部位	疾病	症状
丘脑	韦尼克-科尔萨科夫综合征、脑血管病、第三脑室肿瘤	乱语、自制力失常、逆行性遗忘、短暂性、退行性、回溯性遗忘
颞叶内侧	脑外伤、头部手术后、病毒性脑炎、缺氧性脑病	保持记忆受损，逆行性遗忘显著
前额叶	前交通动脉瘤破裂、蛛网膜下腔出血术后、头部外伤等	合并注意损害较突出、执行功能障碍、认知障碍、语义分类困难

三、记忆障碍的评估

记忆作为人脑一种重要的认知功能和智力构成的基本要素，对于维持正常的学习、工作和生活极为重要。同时记忆又是一种复杂多变的心理过程，难以用仪器进行精确的测量，因此记忆障碍的评估在临床中显得尤为重要。

（一）记忆障碍评估目的

（1）明确存在的记忆障碍程度和范围。

（2）分析障碍产生的原因。

（3）形成障碍学诊断。

（4）确定康复治疗项目。

（5）指导康复治疗计划。

（6）判断疗效。

（二）记忆障碍评估步骤

当评估一个患者的记忆障碍的时候，首先要注意以下 4 个问题。

（1）患者是否真正有记忆减退问题，还是由其他的认知功能引起的记忆障碍；记忆障碍可以来自存储短期记忆的海马区的损害，表现为影响长期记忆存储的脑的其他结构的损害，许多病例中，记忆是在海马区被合适地解码，但是在提取存储记忆方面有困难，这种提取障碍是由于额叶功能障碍，经常是由白质疾病引起的。

某些记忆缺失主要是由老化引起的，正常的老化会随着前额叶功能的减退出现提取功能的减退，但并不会影响日常生活活动，当记忆缺失累及功能或日常生活活动能力的时候要尤为关注。区别短暂的、波动性失衡在意识层次，由于精神错乱或谵妄来源于潜在的记忆障碍，因此，病史、体格检查和神经心理学检查对区别记忆障碍是来源于谵妄还是来源于提取障碍是非常有帮助的。假性痴呆相关的抑郁可能在临床出现记忆障碍的症状。因此，需要顾及患者的情感状态，因为抑郁症患者可能表现为注意力下降、睡眠紊乱、延迟回忆的轻度损害，这些可以呈现出记忆障碍。记忆障碍患者并不适合做出痴呆诊断，因为他们功能并未受损，常称为轻度认知障碍（MCI）。MCI 患者记忆障碍的程度不足以引起日常生活活动能力的下降，最常见的 MCI 是遗忘型 MCI，记忆障碍是主要的问题，50％的诊断表明 MCI 的患者在 5 年内将会进展为痴呆,痴呆率大约是每年 12%。MCI 除影响记忆外还可以影响其他认知功能,包括语言、视空间和额叶执行功能等。

(2)记忆障碍的脑区定位也是诊断记忆障碍重要的一步,情节记忆持续数分钟至数年,定位在海马和边缘系统;工作记忆持续数秒,包括信息的主动练习,依靠前额叶皮质的完整性,声像回忆是在角回。语义记忆定位在下外侧颞叶。程序性记忆保持驾驶车和骑车技能,定位在基底节、小脑和运动附属区。

(3)需要进一步寻找记忆障碍的病因学,不同疾病可以出现不同的记忆障碍。

(4)要注意记忆障碍的时间变化特点。

(三)记忆障碍评估方法

1.成套记忆测验

(1)韦氏记忆量表(WMS)和韦氏记忆量表修订版:WMS 是国际上通用的成套记忆量表,包括 7 个分测验:个人现状信息、定向、自控能力、逻辑记忆、数字空间、视觉图形复制、成对联想学习,根据得分计算出记忆商(MQ)来衡量记忆功能。因为韦氏记忆量表存在重语词记忆功能而轻非语词记忆功能评估的不足,我国龚耀先(1983)和 Wechsler(1987)分别对其进行了修订。WMS 的龚氏修订版扩充了前 2 项内容,增加延迟回忆、非语词记忆空间、视觉性成对联想学习和包含几何图形的视觉再认测查,使内容更完善,并可计算记忆指数、语词记忆指数、视觉记忆指数、延迟记忆指数和注意、集中指数。但有烦琐、耗时长、患者不易完成的缺点。龚氏修订版增加了 3 个分测验:记图、再认、触摸记忆。既弥补了原版的不足,又适合中国人使用。

(2)临床记忆量表:包括 5 项分测验,指向记忆、联想学习、图像自由回忆、无意义图形再认和人像特点联系回忆。该量表备有有文化和无文化两个部分的正常值,便于文盲者应用,但操作起来比较繁杂,需心理专业人员花费较长的时间才能完成,严重脑损伤者不一定能全部完成,并且与智力相关程度较紧密。例如,测试一个患有明显遗忘症而智力很好的患者时可能获得一个正常的记忆分数,从而得出相当错误的结论。临床记忆量表限于标准化桌面方法的设计,未能考虑到实际记忆场景,也不适于真实全面地反映患者在日常生活中的记忆功能,主要应用于老年医学诊断及老年研究。

(3)里弗米德行为记忆测验(RBMT):此量表能够发现日常记忆功能障碍,并在治疗记忆困难时能够观察其变化。包括 12 个项目:记姓名、记所藏物、记约定之事、图片再认、路线即时回忆和延时回忆、物品放置、故事即时忆述和延时忆述、图像再认、定向和日期。侧重评估患者记住功能性记忆活动的能力或完成需要记忆的功能性技能。该测试已在西方 70 多个国家广泛应用,并有简短、易懂、易使用、易解释、患者易于完成的特点。RBMT 分儿童、成年版两种,每个版本有 11 个项目,分别有 4 套供选择使用。中文版的文化调适分测验图片中,人物的肖像也由中国人取代了外国人,故事也改为本地新闻,但需要记忆的要点数目不变。因为 RBMT 是评估正常生活所需的记忆功能,并能帮助治疗师找出记忆的范畴,所以比一般标准的记忆测验能够提供更多的资料。该量表在西方社会的神经康复机构中被广泛应用,有简单、可靠和可行的优点,且有较高的可信度和有效度,并与 WMS 有较高的相关。

(4)再认量表(RMT):分为语词记忆测验和人面记忆测验。主要检测患者在语词的和非语词的材料保持方面的障碍,故对区别左半球、右半球损伤方面较为敏感。缺陷是难易度不均。记忆障碍轻者可能检测不出问题,而重症患者又不能完成。

2.单项记忆能力评测

(1)瞬时记忆评测。

1)言语记忆:一个常用检查方法为数字顺背和倒背测验,即数字广度测验。一次重复的数字长度在 7±2 位为正常,低于 5 为瞬时记忆缺陷。应详细记录每一遍口令后受试者复述正确的数字长度,如"复述 7 位数字,其中 2/7 第 1 遍即复述正确,4/7 重复第 3 遍复述正确"。也可连续 100 减 7 再减 7,要求患者说出减 5 次的得数。另一个方法是检查者说出 4 个不相关的词,如牡丹花、眼药水、足球场、大白菜。速度为 1 个/秒。随后要求患者立即复述。正常者能立即说出 3~4 个词。检查中重复 5 遍仍未答对者为异常。只能说出 1 个,甚至 1 个也说不出,表明患者瞬时记忆缺陷。

2)非言语记忆:可用画图或指物来检查。如出示四张图形卡片,让患者看 30 秒后将图卡收起或遮盖,立即要求患者将所看到的图案默画出。不能再现图案,或再现的图案部分缺失、歪曲或不紧凑均为异常。

(2)短期记忆评测:要求患者在停顿 30 秒后,回忆在瞬时记忆检查中所用的言语和非言语检查方法。

(3)长期记忆评测。

1)情节记忆,包括顺行性情节记忆评定和逆行性情节记忆评定。

顺行性情节记忆评定:识记新信息能力的测验,分为言语和非言语测验,以鉴别左、右脑损伤以及损伤定位。

言语测验,包括回忆复杂的言语信息、词汇表学习和词汇再认。①回忆复杂的言语信息:给患者念一段故事,故事中包含 15~30 个内容。故事念完后,要求患者重复故事的情节,检查者记录回忆的情况。也可通过字词表学习,检查患者的再现能力。②词汇表学习:一张列有 15 个词的表。检查者以 1 词/秒的速度高声念出,然后要求患者重复所有能够记住的词汇,可不按顺序回忆。全过程重复 5 次后,检查者再念第二张写有 15 个词的表。要求患者在第二张表回忆 1 遍后立即回忆第 1 张表中的词汇。③词汇再认:测验由 20~50 个测验词和 20~50 个干扰词组成。每一个词呈现 3 秒,然后将干扰和测验词放在一起,让患者从中挑选出刚才出现过的词。

非言语测验,包括视觉再现和新面容再认。①视觉再现:几何图形自由回忆,Rey-Oster-rieth 复杂图形测验:测验受试者的视觉记忆能力。首先受试者按要求临摹图案,然后在临摹后 10~30 分钟,让受试者根据记忆自由地将图案重画出来。根据再现的完整性、准确性、布局、计划性、画面干净与否、对称性等多种因素进行评定。②新面容再认：测验由 20～50 个陌生人的面部照片和 20～50 个起干扰作用的人面部照片组成。每一个人的照片呈现 3 秒，然后将干扰和测验照片放在一起，让患者从中挑选出刚才出现过的照片。

逆行性情节记忆评定：包括自传性记忆、著名事件以及著名人物记忆。根据受试者的年龄及文化水平，可采用问卷式提问，对成长的不同时期（如儿童期、青壮年期）以及近期的个人经历和伤前发生的重大历史事件（如抗日战争、香港回归等）进行回顾。在问及个人经历时需要亲属或知情者证实其准确性。著名人物辨认时需指出其姓名、身份以及与之相关的历史年代。

2）语义记忆：评定包括常识测验、测绘测验、分类测验及物品命名测验等。①常识测验：对受试者进行提问，如气球是什么形状的？国庆节是哪一日？一年有多少个月？②词汇测验：对词汇做出词义解释，例如冬天、失败、菠菜等。③分类测验：如水果类、蔬菜类和交通工具类等。④物品命名和指物测验：物品命名指对实物进行命名，而指物则是根据口令将指定物品从混放在一起的物品堆中挑出，如手表、牙刷等。

3）程序性记忆：在对内隐记忆进行检查时，不要求患者有意识地去回忆所识记的内容，而是要求其完成某项操作任务，在进行操作的过程中不知不觉地反映出患者保持某种信息的状况，例如，给受试者示范一简单的魔术表演，随后让受试者模仿。

（4）言语记忆：Rey 听觉语词学习测验（AVLT）由主试者按 1 个/秒的速度念出 15 个词汇，念完一遍，受试者回忆一遍，共进行 5 遍，然后再念另一组词。要求受试者在听完后立即复述。在复述后，要求受试者再尽量回忆第一组词，用以测试由于学习第二组词而产生的对第一组词记忆的干扰。正确回忆 1 个记 1 分，总分为 5 次内正确回忆的总数。

（5）视觉记忆：本顿视觉保持测验（BVRT）是一个广泛流行的心理测验，是为评定视知觉、视觉记忆和视觉结构能力而设计的，已成为重要的临床检查和研究工具。BVRT 共有 3 种替换式测验（C 型、D 型、E 型），每型包括绘有图形的 10 张卡片，其中除两张是绘有一个图形外，多数是绘有 3 个图形的，两个较大的，一个较小。这种同时呈现 3 个图形的方式对单侧空间不注意的问题比较敏感，适用于 7 岁以上的儿童和成人。测验方式是将每张图片呈现 10 秒或 5 秒，让受试者根据记忆默画出该图形。根据正确绘出的卡片数和错误数来记分。

（6）工作记忆：多采用来自韦氏记忆量表中的"背数"数字记忆广度分测验，由主试者按 1 个/秒的速度念出不同数目的数字，从 3 个数字开始，每个数目的数字进行测试 2 次，直到受试者连续 2 次不能够正确回忆出，为受试者能够正确回忆的数目。共有两种，正背和倒背，得分分别计算正确回忆的数目。

3. 记忆问卷

记忆问卷以 Sunderland 的日常生活记忆障碍问卷（1978）最为著名，包括 5 个部分：言语、书写、人物和地点、活动及新事物学习（表 4-2）。

表 4-2　日常生活记忆障碍问卷

1.在日常生活中会忘记把一些日常用品放在何处
2.认不出曾经到过的地方
3.忘记到商店买什么东西
4.忘记在近几天别人告诉的事情,或需别人的提示才能记起
5.认不出时常接触的好友或家人
6.有"提笔忘字""话在嘴边说不出"的情况,需要别人提示
7.忘记了日前发生的重要事情及细节
8.刚说的话或事情,转身的工夫就忘
9.忘记了与自己有关的一些重要信息,例如生日、住址等
10.忘记在家里或工作单位常做的事情的细节
11.忘记了在一般情况下找到某些东西的地方,或在不适当的地方找东西
12.在所熟识的行程、路线或建筑物内迷失方向或走错路
13.重复地向某人说其刚说过的内容或重复问同一个问题
14.无法学习新事物、新游戏的规则
15 对生活中的变化无所适从等

四、记忆障碍的康复

(一)记忆障碍恢复的可能机制

目前关于记忆障碍恢复的机制尚无明确的定论,可能与以下因素有关。

1.再生

神经突触再构筑。

2.侧突形成

生存的轴突与突触连接。

3.功能解离

因神经损伤所致的传入纤维减少,造成可逆的中枢功能下降。

4.冗长性

由脑的非活动部位补偿以前受损的神经功能。

5.代理机制

由脑的非活动部位代替、补充以前受损的神经功能。

6.功能代理

由脑的非活动部位代替受损功能。

(二)康复注意事项

记忆障碍的康复过程需要注意以下问题。

(1)具备康复医疗设施并由专业医师和护理人员进行康复治疗。

(2)防止继发性失用性改变。

(3)最大限度运用自然恢复能力。

(4)利用康复训练促进功能恢复。

(5)创造神经机能恢复的最佳条件。

(三)记忆障碍康复目标

通过记忆障碍康复,期望达到以下目标。

(1)加强患者对记忆障碍的认识。

(2)提供记忆障碍的治疗方法。

(3)介绍有助于增强患者日常生活独立能力的记忆策略和外在记忆辅助工具。

(4)促进患者重返社区或工作岗位,降低记忆失败和焦虑情绪,强化自我意识和良好的人际关系。

(四)记忆障碍康复的基本原则

在记忆康复训练过程中,要遵循以下基本原则。

(1)日复一日地保持恒定重复的常规训练和环境。

(2)将外界环境中信息的量和呈现条件控制好,每次提供的信息量遵循由少到多的原则,信息内容遵循由简单到复杂的原则,信息重复的次数坚持由多到少的原则。

(3)帮助患者发展和有效利用内外环境中的记忆辅助物和记忆策略。

(五)记忆障碍的康复策略

1."三元论"记忆康复策略

根据认知康复输入、加工和输出的三元论模式,将记忆障碍康复分为以下三大类。

第一类为输入性记忆康复策略,又称为内部策略,包括以助记术为代表的各类记忆功能的再训练和特定的记忆学习策略,包括无错性学习等方法。主要目的是重塑或改善记忆功能。

第二类为记忆加工层面的训练,主要为言语和非言语通道下记忆加工的训练,主要目的是提高记忆的中枢处理功能,主要针对发育性记忆功能障碍进行训练。

第三类为输出性记忆康复策略,主要为外部记忆辅助工具的应用和环境适应等代偿性策略,主要目的是提高功能独立性,减少日常记忆障碍,增加患者自信,减少焦虑、抑郁等不良情绪。

2.记忆康复方法

(1)内部策略。

1)基于外显记忆的训练法包括重复训练法、联想记忆法、视觉形象技术、PQRST记忆法、丰富环境与强化性学习训练和图片刺激法。①重复训练法:通过对信息的不断重复,而使信息由短期记忆进入长期记忆的方法。重复效果理论认为随着对所学资料重复次数的增加,记忆能力逐渐提高。磁共振波谱研究表明重复激活记忆结构可以改善记忆能力,并可促进大脑的神经可塑性。fMRI、类神经网络模型和事件相关电位对重复学习的研究发现,在再认的过程中除了对于目标刺激的识别能力有所增强外,还会减弱对干扰刺激的识别,继而出现神经的激活来弥补干扰刺激的识别削弱,并提出重复学习是视觉物体维持在长期记忆中的关键步骤。②联想记忆法:将目标任务与患者平日熟知的人或事物相联系,形成易于患者记忆的生动信息,包括人名联想法、面容与名字联想法和趣味故事联想法等。国外研究应用联想记忆法对老年人进行认知训练,结果显示训练组较对照组的记忆能力明显提高。另有研究表明使用联想记忆能够有效改善轻度认知功能损害(MCI)患者的日常记忆能力,且能维持较长时间。③视觉形象技术:将要学习的字词或概念幻想成图像,这是记住姓名的好方法。将一个人的形象、独特的面容特征和他的名字结合起来有助于更容易记住他的名字。如"胡长意"可想象为脸上长个大胡子,长长的脸,像个意大利人。对遗忘症患者而言,这种方法优于其他方法。例如,采用刺激物为 1 套彩色人像照片,共 15 张,照片上的人和患者有过交往,但患者想不起他们的名字,15 张相片分成 4 套,其中 3 套每套 3 张,另外一套 6 张。照片上的人名都配以视觉联想描述,这些描述是通过人名和联想的物体或活动提供一个听觉关联。例如,人名"Mike"的联想描述是"想象 Mike 在用麦克风讲话",人名"Clare"的联想描述是"想象 Clare 正在吃一种 Clare 牌的巧克力",另外还可让患者注意特别的面部特征,如"看看他的头发""注意这个人是否戴眼镜"等。④PQRST 记忆法:PQRST 是预习、提问、评论、陈述和测试的英文缩写。P:预习或浏览要记住的段落内容;Q:向自己提问该段的目的或意义;R:仔细阅读材料;S:用自己的话叙述段落的信息;T:用回答问题的方法来检验自己的记忆。PQRST 代表对一段文字处理的 5 个步骤,经此处理,记住这段话对患者将变得较容易。这是记忆书面材料的一种完整理想的学习方法,即理解性记忆。实践证明比单纯死记硬背效果好得多。⑤丰富环境与强化性学习训练:丰富环境的刺激主要影响感觉运动和学习记忆功能,环境要求以能够提供色彩、声、光动态刺激为重点,以吸引患者的注意力。室内的空间布置要合理简洁,各种应用物品均有名称标注,可有录音、录像画册、墙壁图片等。强化训练要求强化由易至难,限时完成反复记忆。⑥图片刺激法:训练中将由单词组成的系列图片呈现给患者,每个单词呈现短暂时间后,抽出其中一张,要求患者指出最初此单词呈现的顺序号。每次训练均由两个单词开始,逐步增加图片中单词的个数以提高训练作业的难度。例如,将由 2～6 个单词组成的系列图片呈现给患者,每个单词呈现 1～14 秒,之后抽出其中一张,要求患者指出最初此单词呈现的顺序号。每次训练均由两个单词开始,当受训者能在连续 3 天获得 90% 以上的分数时,在图片中增加一个单词以提高训练作业的难度,每次 20～30 分钟。

2)基于内隐记忆的训练法,包括取消提示技术、间隔提取技术、无错性学习法。

取消提示技术:该技术首先由 Glisky 等(1986)提出,主要用于词汇启动任务。此后,Hunkin 等(1995)又对此法进行改良。具体方法为在初始阶段即呈现目标单词,从而减少患者因猜测导致的错误。该技术常结合其他康复训练法使用。例如,向患者分别呈现"长颈鹿"和"大象"两个词汇,要求患者尽力记住,间隔一段时间后再让其回忆第一个词汇,首先提示"一种有长长脖子的动物",依次提示为"长 X""长颈 X"和"长颈鹿"。依次取消提示后让患者作答,直至患者说出正确答案。

间隔提取技术:该技术要求患者间断回忆新学信息,时间间隔逐渐延长。初始间隔时间较短,以保证患者确实记住该信息。此后依患者表现逐渐延长时间间隔。关于该法的理论基础存在争议,一种观点认为该方法减少了患者犯错误的数量,因为前几个时间间隔非常接近;另一种观点认为该方法得益于间距效应,即对于同样的知识,有序地间隔学习比不间断地大量重复效果要好;还有一种观点认为该方法借助了患者相对完整的内隐记忆系统。目前该法主要用于 AD 患者记忆障碍的康复,对于提高患者的日常生活能力有很大帮助,但是该法对于脑血管病及脑外伤所致记忆障碍的康复疗效尚不明确。举例如下。

患者,65 岁,AD 患者,首先,呈现记忆目标,如下。

记忆目标一:您的同学名字——王丽娜,并呈现照片(语义记忆)。

记忆目标二:下午 3 时要去看医师(前瞻性记忆)。

记忆目标三:早餐吃了豆浆、油条(情节记忆)。

其次,让患者记住,间隔 30 秒后让患者对刚才目标答案进行回忆,如您同学的名字叫什么?下午 3 点要去做什么?早餐时吃过什么?

最后,对答案进行评价,如果回答正确,间隔 60 秒后再次询问,依次增长间隔时间为 90 秒,120 秒,150 秒……进行训练。如果回答错误或不能回答,则再重新呈现目标刺激,缩短间隔时间为 20 秒,如仍不能正确回答,则依次缩短时间为 15 秒,10 秒……直至正确回忆后再逐步增加间隔时间进行训练。

无错性学习法:该方法是目前国内外研究较多的一种方法,是指在学习中消除错误,学习者从容易辨别的项目开始,通过逐渐增加难度让其不经历失败。该法源于 20 世纪 60 年代的心理学研究,最先用于动物实验,到 90 年代应用于记忆障碍的研究。由于神经系统有很强的可塑性,神经突触可发生习惯化和敏感化的改变,在有错性学习条件下,错误答案可干扰神经突触的定向再生。无错性学习主要侧重于信息的编码与存储,通过给予线索提示、不断重复、正确强化等方式输入大脑,在边缘系统、海马等部位经过有效的加工与处理后转化为长期记忆,进而达到提高学习能力、减少遗忘、实现功能性应用的目的。临床康复中无错性学习法治疗语义性痴呆可改善患者对物体的命名、释义及使用能力。除记忆功能外,无错性学习法还可提高执行功能,改善患者的日常生活活动能力,降低生活成本,提高生活质量。但无错性学习法也存在局限性,在面容-姓名记忆时,以姓名首字母为线索或以相片为线索测试时无错性学习法比有错性学习法有优势,对"路线学习"等复杂的任务无效。无错性学习法对于无须过多信息加工过程参与的任务学习(如姓名、单词)效果较好,对于复杂任务可结合其他记忆方法来增强疗效。

(2)记忆加工训练方法:根据记忆的不同分类方式,不同类型记忆的训练方法各有差异。单项记忆功能的训练目的是尽可能提高和改善患者的记忆能力。

1)短期记忆训练:如图 4-1 所示,首先呈现单位数字在电脑屏幕上,消失数秒后让患者再次回忆数字,如正确则增加位数,重复训练,位数增加一般不超过 7 位数。

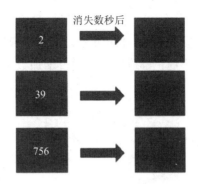

图 4-1 短期记忆训练

2)空间记忆训练:如图 4-2 所示,首先将不同矩形形状的图案呈现在电脑屏幕上,按次序出现方块变色后恢复,在这个过程中,让患者尽力去记住方块变色的位置和次序,间隔数秒后让患者依次指出之前变色方块的位置,可通过增加方块呈现数目增加难度进行训练。

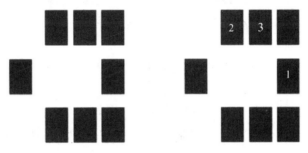

图 4-2 空间记忆训练

3)视觉记忆训练:如图 4-3 A 所示依次呈现不同形状、色彩、方向、图案的素材,在这个过程中让患者尽力记住所呈现素材的性状,间隔数秒后再次呈现如图 4-3 B 中具有干扰选项的素材,这时让患者辨认之前呈现素材进行选择,按初始呈现顺序依次进行训练,可根据患者记忆障碍程度进行素材数量的增减和难度的调整。

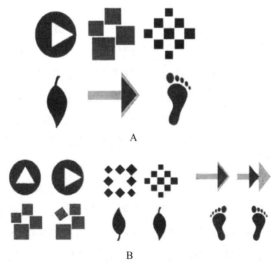

图 4-3 视觉记忆训练

4)工作记忆训练:如图4-4所示,可分为数字、字母、颜色及混合的方式进行训练,以数字为例,在3×3的矩阵中呈现不同的数字,让患者尽力记住呈现数字的位置,数秒后数字消失,在界面提示下指出之前呈现数字的正确位置。可通过增加数字数目或与字母、颜色混合的方式来增加训练难度。

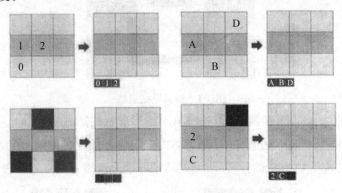

图4-4　工作记忆训练

(3)外部策略。

1)借助外部辅助记忆工具的康复治疗:外部辅助记忆工具,是利用身体外部的辅助物或提示来帮助患者记忆的一种工具。

传统的外部辅助记忆工具包括笔记本、时间表、地图及书写工具、记忆标识(用纸条标记要邮寄的信件及抽屉里的内容)等。电子辅助记忆工具包括电子辅助记忆器、声音组织器、智能手机技术。

神经传呼机由一位美国脑外伤者的父亲发明,这位工程师父亲与神经心理学家利用公共传呼电信系统,成功开发了神经传呼机,从而帮助记忆障碍者完成日常生活活动。神经传呼机是一个简单易用的无线电寻呼系统,包括1组连接在普通计算机上的微型计算机,并通过调制解调器和寻呼公司相连,由家属或照料者提供一天中患者所需的记忆帮助,将患者的回忆或提示输入计算机,在确切的日期和时间,进入用户的数据库,决定并传送回忆的信息。例如,如果患者不知道今天的日期,呼机可能发送如下信息:"早上好,今天是11月5日,星期一",并且只有患者需要或同意的信息才会被传递。

2)环境修改:包括安排好环境、控制好环境中信息的量和呈现条件、减少环境的变化、修改外部环境、组织好环境及提示等。如设计自动关闭装置的电水壶、电炊具、电灯等家用电器;佩戴眼镜的老人把眼镜架系上线绳挂在脖子上;把手机、电子助记产品别在腰带上,随身携带;在储物柜上贴上照片或图片、标签;笔记本、钱包、钥匙、雨伞放在室内鲜艳固定的地方,突出要记住的事物。

3)虚拟现实技术(VR):利用电脑模拟一个三维空间的虚拟世界,提供给使用者关于视觉、听觉、触觉等感官的模拟,如同进入真实的空间。其优点是患者作为参与者可通过适当装置,自然地对虚拟世界进行体验和交互作用,当进行位置移动时,电脑便立即进行复杂的运算,将精确的3D影像传回,产生临场感,避免了在实际操作中可能发生的危险。虚拟现实技术对记忆障碍患者记忆功能的提高,可能是由于在丰富的环境刺激中,患者的大脑皮质增厚,树突分支增加,产生大量轴突和细胞体,使记忆功能逐渐恢复。已有研究证明虚拟现实技术可以对人体的中枢神经系统产生影响,并且得到功能性磁共振(fMRI)研究的进一步支持。研究认为,如果患者被 VR 丰富的环境刺激,多巴胺和胆碱能系统的神经递质激活就会增加,最后提高了其注意和记忆的功能。虚拟现实有趣的游戏和丰富的刺激,可以增加患者的积极性,提高程序性记忆的能力,增加大脑神经递质的激活,而程序记忆又可以帮助视空间记忆的提高。

(4)其他方法。

1)药物治疗:目前改善记忆的药物主要有乙酰胆碱酶抑制剂(多奈哌齐、石杉碱甲等)、多巴胺相关药物(金刚烷胺、溴隐亭等)、麦角碱类、银杏叶制剂、脑复康等。这些药物与康复训练联合应用才能收效。

2)经颅磁刺激(rTMS)和经颅直流电刺激(tDCS):重复的经颅磁刺激通过线圈产生高磁通量磁场无衰减地穿过颅骨,对神经结构产生刺激作用,通过使大脑皮层区网络活跃改善记忆,一般维持 4 周的 rTMS 治疗疗效更好,10~15 天为一个疗程。

经颅直流电刺激是一种非侵袭性脑刺激技术,其作用原理是将微弱直流电通过固定在头皮上的电极透入人体脑组织,对皮质神经元产生兴奋或抑制作用。目前研究发现对健康人群和脑损害患者前额叶背外侧区(DLPFC)的阳极刺激可改善工作记忆成绩,然而电流强度和持续时间尚无一致的观点。

3)计算机辅助训练:目前应用最广泛的是治疗师主导的面对面训练,该方法是传统的康复训练法,具有简便、易行、不受特殊环境条件约束等优点,长期以来一直居于主导地位。但该方法教学形式较单一,内容变化有限。20 世纪 90 年代,计算机辅助的康复训练随着多媒体技术的飞速发展而得到广泛的应用。计算机辅助治疗系统可以提供丰富的环境刺激或虚拟环境,多种声、光、颜色及动态刺激,更有助于增强患者的注意力。此外,计算机能够准确地提供一份客观的判断结果并及时反馈给患者,更加激发患者训练的积极性,且计算机的存储功能还可以随时对患者的训练效果进行比较。计算机对记忆障碍的康复作用通过媒体技术,可进行人机交互,提高患者的治疗积极性和兴趣,实施个性化治疗,而且保留了大量的临床研究数据。远程认知康复是随着互联网高速发展而兴起的一种康复措施,该方法以远程通讯技术及电子技术为基础,可为偏远地区的残疾患者长期提供康复指导及支持。

4)小组治疗:以小组为单位,将促进小组成员之间的写作与记忆训练结合起来的特殊方案,可应用于因脑外伤而引起的记忆障碍。

5)家属的康复指导:记忆康复是一个动态、长期的过程,在记忆康复过程中家属的康复指导必不可少,需遵循以下原则。①家属要给予患者正确方向的提示,不要让其猜来猜去。②定时间日程表,有规律的生活;时刻督促记事本的记录与使用。③强化正确,淡化错误。患者回答错误时不要与其语言争论,应该找到依据(记事本)告诉其正确的答案,要忽略其错误的想法。④记忆的康复是一个漫长的过程,家属要给予足够的耐心和信心。

3.记忆康复策略的选择和应用

人类记忆是一个十分复杂的神经认知和心理过程,目前记忆障碍的康复效果尚未有明显的结论,不同年龄、类型、疾病和障碍程度的记忆障碍在不同康复策略的应用效果也不尽相同,因此针对性康复策略选择显得尤为重要,以下分别进行阐述。

(1)依据年龄进行的记忆康复:儿童期记忆障碍主要表现为发育性记忆障碍,往往合并有其他认知障碍和情绪、行为障碍,因此需首先选择针对不同通道下单项记忆功能加工的训练,同时要纠正患儿的情绪和行为障碍。由于患儿合并智能障碍的存在,使得记忆学习策略和应用外部辅助记忆工具的能力均有所下降,因此并不推荐此康复方式。成年人记忆障碍多由老化或器质性脑部疾病引起,因此康复治疗策略要结合病变性质和部位,使用内部记忆策略和外部记忆辅助工具。

(2)依据疾病种类进行的记忆康复:临床实践认为,针对老化或退行性病变(如阿尔茨海默病、帕金森病)等引起的进展性记忆障碍,提供外部记忆辅助工具是一种较为有效的方法,例如日历、笔记本、移动电话、Neuropage 等记忆设备,可提高患者有效的日常生活功能。另外以无错性学习为代表的特定记忆学习策略在 AD 中也有一定的效果。而针对脑外伤、脑血管意外等局灶性脑损伤所引起的相对稳定的记忆障碍而言,内部策略中的各种记忆再训练方法和特定的记忆学习策略都是值得推荐的康复策略,结合应用外部记忆辅助工具可有效提高患者的记忆功能。

(3)依据障碍严重程度进行的记忆康复:临床康复实践认为,不同程度的记忆障碍对不同康复策略的效果可能不尽相同,目前较为一致的观点认为,轻度记忆障碍使用代偿性的记忆再训练方法具有较强的康复价值,而重度记忆障碍在重塑记忆功能的康复实践中并未收到明显的效果。外部记忆辅助设备的使用对中、重度记忆障碍有一定的效果。

(4)依据记忆类型进行的康复:目前认为情景记忆障碍多使用内部策略结合外部辅助工具的方法,无错性学习和间隔提取记忆训练对语义记忆障碍有一定的效果,虚拟现实记忆训练在情景记忆、语义记忆和前瞻性记忆障碍康复方面均具有广泛的应用前景。

(王莉,李梅,赵斐)

第三节 执行功能障碍

一、执行功能障碍概述与特点

(一)执行功能概述与内容

执行功能(EF)指个体有效地启动并完成有目的活动的能力,本质上是个体对新形势做出调整的能力,是一个复杂的过程,涉及计划、启动、顺序、运行、反馈、决策和判断。执行功能在日常生活活动中起重要作用,反映大脑的高级皮层功能,主要包括工作记忆、抑制、定势转移及流畅性四部分内容。

1. 工作记忆

工作记忆是一种对信息进行暂时加工和储存的容量有限的记忆系统,在许多复杂的认知活动中起重要作用,在每天的日常活动中随处可见,例如,拨电话前记下电话号码,对日常对话中长句子的语义分析等。工作记忆障碍患者谈话时会出现心不在焉、无法聚焦词义的症状。完整的工作记忆对更高级任务(如计划、决策等)的完成至关重要,因为它可以积极采集所有必要的信息。Baddeley 和 Hitch 提出的多成分模型认为工作记忆由语音回路、视觉空间模板和中央执行系统组成,语音回路负责以声音为基础的信息储存与控制,视觉空间模板主要负责储存和加工视觉信息,中央执行系统是工作记忆的核心,负责各子系统之间以及它们与长期记忆的联系,注意资源的协调和策略的选择与计划等。

2.抑制

抑制是执行功能的一个重要成分,对做出正确行为的决策以适应任务变化的要求有重要作用。认知抑制通常包括刺激辨别抑制、反应选择抑制、冲突觉察抑制、对反应激活状态的抑制4个主要成分。认知抑制障碍患者表现出主动忽略不相关信息困难,甚至无法避免惩罚刺激。他们可能出现容易分心、易受不相干刺激的影响。较轻的患者则表现出利用行为(使用不相关的物体),模仿语言(不由自主地重复所听到的),或者模仿行为(自发地模仿动作)。

3.定势转移

定势转移是指包含在注意和反应准备之间的从一个刺激反应的定势规则转向另一个规则的灵活转换的控制过程。定势转移本质上也依赖于工作记忆(为了保留当下目标)和反应抑制(为了忽略先前有关目标或为了集中注意力),表明执行功能不同促成部分间的相互依存关系。定势转移障碍患者出现执行多任务困难和思维僵化。在临床评价上,他们可能表现出固化思想和行为。

4.流畅性

流畅性是指在一定时间内能最大产生不重复的口语或视觉信息的能力。流畅性任务常见三种类型:分类、字母和设计。分类流畅性(又名语义流畅性),要求受试者尽可能多地说出某一类的词语(例如,动物或杂货);字母流畅性(又称语音流畅性),要求受试者尽可能多地说出以某个特定字母开头的词语,包括人名、地名等;图形设计流畅性,要求受试者尽可能多地画出不同要求的图形(例如,使用4条线连接这些点)。临床上,流畅性障碍可能与"舌尖上"词汇检索障碍(无真性命名障碍)有关,缺乏动机或惯性,或缺乏组织能力。

这些执行功能的组成要素参与更高级的认知结构计划和组织活动,使个体通过识别、优化以及正确排序等有效方式实现目标。执行功能障碍表现为无效的计划和组织,这种功能障碍可以通过特殊的神经心理学测验(例如,伦敦塔测验等)评定出来。

(二)执行功能障碍

认知领域损害包括注意力、记忆力、执行功能和言语等障碍,以执行功能障碍最为明显。源于前额叶背外侧皮层的额叶-纹状体环路被认为是与执行功能相关的大脑区域。Graham等发现在新的任务产生时,尾状核激活明显。在完成对任务的监控时,右侧背外侧前额叶皮层激活。随着研究的进一步深入,人们认识到执行功能不仅依赖于分布于前额叶皮层的神经网络,还与顶叶皮层、基底节、丘脑及小脑的参与有关。这些区域的激活参与工作记忆、抑制、定势转移、流畅性和计划等高级认知活动。因此,这些区域的皮质、白质或神经递质系统受损将导致执行功能障碍。当然,执行功能也易受有毒代谢损害导致的弥漫性双侧半球功能障碍的影响。

（三）执行功能障碍的影响因素

研究显示教育程度低、女性、吸烟、重度饮酒、基底节脑梗死、肥胖、载脂蛋白（ApoE）ε4、血管紧张素转化酶缺失等位基因等因素可导致脑梗死患者的执行功能障碍。杨淞然等研究发现，女性、脑血管病史和左侧基底节区脑梗死灶与急性脑卒中后执行功能障碍的发生有关。根据易感因素可更好地预防执行功能障碍的发生。

二、执行功能障碍的评定

（一）评定目的

执行功能障碍是认知功能损害的核心症状和首发症状，执行功能障碍会使患者产生认知、情绪和社会功能方面的障碍，从而严重影响日常生活。了解患者的执行功能障碍需要结合患者的行为表现、现实生活环境中的评定以及家人描述患者的真实表现，从而为制订综合的康复治疗计划提供依据。执行功能障碍的鉴别诊断见表 4-3。

表 4-3　执行功能障碍的鉴别诊断

神经退行性疾病	有毒的代谢性疾病
额颞叶痴呆	药物与中枢神经系统抑郁的影响
路易体痴呆	物质滥用/戒断
帕金森病	睡眠障碍（如失眠、睡眠呼吸暂停）
阿尔茨海默病	电解质异常，缺糖/高血糖
皮质基底节变性	甲状腺功能减退症/甲状腺功能亢进症
进行性核上性麻痹	维生素 B_{12} 缺乏症
慢性创伤性脑病	肺疾病（低氧血症、高碳酸血症）
多系统萎缩	充血性心力衰竭
肌萎缩	慢性肾脏病/尿毒症
侧索硬化	终末期肝病/肝性脑病
	重金属中毒
	硫胺素缺乏（韦尼克-科尔萨科夫综合征）
	遗传代谢紊乱（如 Wilson 病、苯丙酮尿症）
其他主要神经系统疾病	感染性疾病
创伤性脑损伤	全身感染
血管性认知障碍	艾滋病毒/艾滋病痴呆综合征
缺血性中风	神经梅毒
颅内出血	脑膜炎/脑炎
皮质下缺血性脑血管病	中枢神经系统莱姆病
肿瘤	
癫痫	
多发性硬化症	
脑积水（特发性或继发性）	
抽动障碍	
代谢脑白质营养不良	
辐射诱发的白质脑病	
炎症性脑病	

续表

初级精神疾病	继发性疾病
抑郁症	注意缺陷多动障碍
焦虑	孤独症谱系障碍
双相情感障碍	学习障碍/发展迟缓
强迫症	
精神分裂症	

（二）评定方法

目前国际上使用的执行功能评定量表有几十种。本文重点介绍常用的神经心理学测验，并简述和按执行功能组成要素分类归纳国际通用神经心理学测验。

1. 威斯康星卡片分类测验

威斯康星卡片分类测验（WCST）包括 64 张刺激卡和 128 张应答卡，分别依据颜色、形状、数量进行分类。

2. 执行缺陷综合征的行为学评价检测

执行缺陷综合征的行为学评价检测（BADS）是 Wilson 等在综合比较了多种执行功能的研究方法后制订的，包含 6 项子测试：规则转换卡片、程序性动作设计、搜索钥匙、时间判断、动物园分布图和修订的六元素测验。其优点是具有生态有效性，即可测查日常生活情境中的执行功能障碍。BADS 考察受试者抑制，注意保持，问题解决能力，计划、组织、对同时发生活动的协调整合能力和监督行为能力等。每项子测试均经由原始分换算成标准分（0～4 分），总标准分（0～24 分）分值越高说明执行功能越好。

3. 执行功能行为评定量表

执行功能行为评定量表（BRIEF）的内容为日常生活中涉及执行功能的行为问题，可从生态学角度反映受试者日常生活的实际执行功能水平。BRIEF 有适用于幼儿、学龄儿童和成人的 3 个版本，其中学龄儿童执行功能为评定量表父母版、教师版及成人版自评问卷已被证实在我国文化背景下具有良好的信效度。

4. 复杂任务表现评定量表

复杂任务表现评定量表（CTPA）是一种以生态效率表现为基础的执行功能评定。

5. 额叶功能评定量表

额叶功能评定量表（FAB）由 Dubis 等于 2000 年设计，包含 6 个亚测验，分别测查抽象能力、智力灵活性、动作程序性、抗干扰力、注意抑制力、环境影响力等。

6. 连线测验

连线测验（TMT）是 Halstead-Reitan 成套神经心理测验中的一个分测验，TMTA 要求将数字 1～8（Trial 1A）和 1～25（Trial 2A）按顺序连起来，记录使用时间和错误数（错误链接提醒次数＋链接不能提醒次数）。TMTB 主要反映推理力、注意力和转换能力（定势转移）。

7. Stroop 色词测验

Stroop 色词测验（CWT）是在 1935 年由 Stroop 首先使用的，是适合老年人使用的版本，难度中等偏低，由 3 张卡片组成，每张 50 字、4 种颜色。CWTa 要求读字本身，CWTb 要求读单纯的颜色，CWTc要求读字的颜色而不是字本身（蓝、红、黄、绿），记录正确和耗时。CWTa主要反映执行功能中的信息处理速度和准确性，CWTc主要反映抑制干扰能力。

8. 画钟测验

画钟测验（CDT）要求患者在白纸上画出一个钟表的表盘，把数字放在正确的位置上，并用表针标出测试者指出的时间。

9. 语言流畅性测验

语言流畅性测验（WFT）要求受试者在1分钟内列出尽可能多的有关"动物"和"水果"等范畴的词，满分20分。

10. 汉诺塔测验

汉诺塔测验（TOH）评定执行功能中的计划能力、顺序能力和问题解决能力。

三、执行功能障碍的康复

执行功能障碍是复杂的，用于补偿记忆障碍（如记事本、录音机等）、视觉-空间障碍（如写下提纲等）的相对简单的方法，不可能对执行功能障碍单独发挥作用。为执行功能障碍的患者制订的综合性治疗计划应包括在一段时间内持续进行治疗（药物）、心理/认知和家庭/环境干预。此外还应根据严重性和对功能的影响程度制订适合个人的计划。执行功能神经心理测验见表4-4。

表4-4　执行功能神经心理测验

相关的神经 心理学测验	执行功能组成要素	神经心理学测验简介
工作记忆	第4版韦氏成人智力量表的数字广度测验	数字广度测验：要求受试者顺向和逆向复述一系列的数字
	科希块敲击测验或是第3版韦氏记忆量表中的空间广度测验	科希块敲击测验与空间广度：要求受试者按顺向和逆向重复敲击木块
	美国国立卫生研究院（NIH）的N-back任务（N-backtask）和点计数任务	N-back任务：要求受试者比较刚刚出现过的刺激与前面第n个刺激
	执行能力：神经行为评定和研究的评定机构	点计数任务：要求受试者计算并记忆显示器上的点的个数
抑制	双侧任务范式	双侧任务范式：使受试者的注意指向一个信息源，而检测者评定的则是那些未被注意的信息的加工过程，以此来研究注意的某些特征
	持续性操作测试（CPT）	CPT：在一段时间内快速地呈现多个刺激，要求受试者对其中的靶刺激保持注意力
	美国国立卫生研究院的反眼动任务	反眼动任务：向移动点相反的方向移动眼睛
	Stroop测验	Stroop测验：使用一系列颜色词（红、绿、黄等），但词义与书写该词的颜色不匹配，例如，"红"字用绿色写等

相关的神经 心理学测验	执行功能组成要素	神经心理学测验简介
定势转移	Halstead-Reitan 成套神经心理测验中的连线 测验(TMT) 威斯康星卡片分类测验(WCST) 剑桥神经心理自动化成套测试中的内外空间 成套转换(IED)测验 美国国立卫生研究院的定势转移测验	TMT:将数字和字母按照交替和升序连线 WCST:包括 64 张刺激卡和 128 张应答卡,分别依据 颜色、形状、数量进行分类 IED:受试者根据检测者给出不断变化的规则,在每对 刺激中选出正确答案 定势转移测验:根据电脑屏幕上不断变化的规则(颜色 或形状),选择匹配对象
流畅性	语言和图形设计流畅性测验(例如,口语流畅 性测验等)	语言流畅性测验:要求受试者在 1 分钟内列出尽可能 多的有关"动物"和"水果"两个范畴的词,满分 20 分 图形设计流畅性测验:要求受试者在 1 分钟内按照不 同要求(例如,使用 4 条线)画出尽可能多的图形

(一)康复策略

执行功能障碍的康复目标是减少残疾和提高社会参与能力。例如,康复目标是减少脑外伤、精神分裂症、脑卒中患者的日常问题,使他们能适应改造的环境和(或)减少限制,增加活动和参与。大多数神经心理学测验主要评定残损内容(例如,认知功能某种水平的缺陷)。然而,神经心理学测验分数和日常生活中的问题实际上不是直接相关的,所以康复的目标应该是解决日常生活问题的能力而不仅仅是评分的提高。

执行功能障碍的治疗需要个性化的治疗方案。第一步要治疗基础疾病。例如,对于帕金森病患者优先考虑药物治疗。通过对患者的职业评定可以帮助明确实际功能的影响,以确保患者的安全和最大限度发挥药物的功能。认知康复策略包括环境改造(如最大限度地减少干扰并简化任务)、工具代偿(如尽量使用日常提醒服务或智能手机)和直接干预(如重复训练提高技能)。

总之,执行功能依赖于完整的额叶、顶叶和皮层下大脑网络结构,并对日常行为和日常活动能力的调整起至关重要的作用。执行功能容易受一系列神经、精神疾病的影响,其中包括许多可逆的或可治疗的疾病。熟悉执行功能的基础神经解剖学和鉴别诊断,可帮助临床医师明确诊断和制订最佳的治疗方案。

(二)针对执行功能障碍的单项训练

1. 工作记忆障碍的康复训练

(1)改善工作记忆容量康复训练,包括背数训练和短时位置变化记忆训练。①背数训练:受试者注意听一组数字,数字从短到长,每组数字念完后,受试者将按顺向或逆向复述听到的数字。②短时位置变化记忆训练:屏幕上将显示很多小方块,其中有几个小方块按顺序在很短的时间内改变颜色,请受试者按顺序点击这几个改变过颜色的小方块的位置。

(2)改善听执行康复训练,包括听音敲击训练,复述、倒述词语和句子,听-联想训练。①听音敲击训练:练习者将听到一系列数字,要求练习者每当听到某个数字(如数字1)时,立即用手敲打一下桌面。②复述词语、句子,倒述词语、句子。③听-联想训练:如听到流水声音联想与水有关的实物、成语、传说或诗句等。

(3)改善视执行康复训练,包括视觉广度训练、视觉定位记忆训练、视协调追踪训练、视-动记忆力、视觉分辨训练和视觉联想训练。①视觉广度训练:指在同一时间内患者能清楚地把握注意对象的数量。如显示屏上将快速呈现一些画面,注意观察,然后回答问题。②视觉定位记忆训练:各种物品将随机出现在固定的图框中,要求患者尽量记住其所在位置,然后按图片呈现的顺序回忆。③视协调追踪训练:在运动游戏中,治疗师用小木棍吊着一只乒乓球,拿着木棍的末端,让乒乓球作钟摆运动,要求患者的眼睛追踪运动着的乒乓球中心的红色商标。④视-动记忆力:治疗师顺序展示不同图画(间隔时间10~15秒),要求患者记忆图画内容并用语言描述画的内容(粗内容、细节)。⑤视觉分辨训练:包括汉字追踪、英语字母追踪、颜色匹配训练、物体形状匹配、物品分类训练、实体辨认训练等。⑥视觉联想训练:采用文字联想、图形联想、实物联想等培养患者的联想功能。

(4)改善视听执行康复训练:声音配对记忆训练是一项听觉记忆+视空间记忆的双重任务训练。每项任务均会有成对的声音出现,要求患者注意听任务中播放的声音,并记住哪两个位置的声音相同,声音结束后判断哪两个位置的声音相同。按照成对声音的数量共分为4个等级,答题时间、点击正确次数、点击错误次数将作为测评成绩记录。

(5)改善模仿能力康复训练,包括画钟练习和日常生活相关活动。①画钟练习:画出圆形表盘,注明1~12点位置,并把时针和分针指在10:15。②日常生活相关活动:包括穿衣,拿起衣服分清正反面,穿左袖,穿右袖,系扣子;刷牙,打开牙膏盖,拿起牙刷,把牙膏挤在牙刷上,盖上牙膏,刷牙,漱口,放好牙刷;洗脸,打开水龙头,用水打湿脸,打肥皂,洗脸,拿毛巾擦干脸。

2.抑制障碍的康复训练

(1)数字选择训练:屏幕上显示一些数字和英文字母,练习者按顺序找到数字1、2、3。

(2)视觉分配训练:训练一个人同时做两件事的能力。练习者一方面要进行计算,另一方面要判断和命名屏幕上出现的图形、字母、数字等。

(3)听分配训练:训练听觉与视觉并用能力。练习者看到一系列图形同时将听到一系列数字,每当看到连续出现的两个图形相同时尽快按鼠标右键,每当听到前后两个数字相同时尽快按鼠标左键。

(4)手部练习:由Luria发明,受试者最初重复测试几个手部动作,如依次握拳、手的尺侧缘放在桌面上和手掌朝下平放在桌面上(握拳-切-拍)。

接下来受试者需做出与测试者相反的手部动作(如当测试者握拳时,受试者就作拍的动作;而当测试者作拍的动作时,受试者就握拳)。

3.定势转移障碍的康复训练

(1)颜色转换训练:屏幕上显示汉字"蓝""青",颜色不同并随机排列。练习者按"字义"或

"颜色"不同规则说出当前字。

(2)大小转换训练:屏幕上显示汉字"大""小",字号不同并随机排列。练习者按"字义"或"字号"不同规则说出当前字。

(3)计算转换训练:即两列不同计算规则题目轮流做。如第一列出题规则为将分别位于上、下的两个数相加,然后把和的个位数写在右上方,把位于上方的数字移到右下方,按此类推;第二列出题规则为将分别位于上、下的两个数相加,然后把和的个位数写在右下方,把位于下方的数字移到右上方,以此类推。

(4)任务转换练习:训练患者对系列刺激(如数字 1~9)完成简单操作(例如,判断大小或判断奇偶),通常包含单一训练与转换训练,单一训练时一直完成同一种操作(如 AAA 等,或 BBB 等,A 和 B 分别代表判断大小和判断奇偶),转换训练时交替完成上述两项操作(如 AABBAABBAABB 等)。

(5)威斯康星卡片分类训练:按照颜色、形状、数量及不同规则选出与应答卡图案相匹配的刺激卡,规则可随机改变。

(6)迷宫游戏:采用手动迷宫游戏,通过双手控制游戏盘面的高低,使钢珠沿盘面上所绘的迷宫路线行走。

4.流畅性障碍的康复训练

词语流畅性训练:患者练习在有限时间(1 分钟)内,最大限度地说出节日、水果、动物等名称。

(三)综合及辅助执行功能训练

1.执行及解决问题的能力训练

安排患者参与日常生活相关的活动,如分蛋糕、行程安排等;指导患者做简单数学题和物品减法、钱币的交换等;进行数字排列训练、物品分类训练、假设问题的处理、从一般到特殊的推理训练等。这样的训练更贴近日常生活,可提高患者训练的积极性和主动性,能最大限度地挖掘患者残存的执行功能,改善现有的执行功能。

2.目标管理训练

目标管理训练(GMT)是一种关注目标过程和持久注意力的执行功能干预方法,可改善老年人及额叶损伤患者的执行功能。GMT 要求患者对复杂现实任务的目标进行管理和调整,总结完成目标的成功和失败经验,提高目标改变的意识。

3.计算机辅助认知功能训练

有学者根据多感官教学和治疗原理,结合暨南大学附属第一医院十多年的临床基础研究,总结全国大规模使用"R-RZX-01 型认知能力测试与训练仪"的成功经验后,运用计算机技术,研制和开发的多感官互动训练系统开创性地联合医学、计算机科学、心理学、言语学等多学科的优势,配有大量的彩图、动画、声音,能通过直观与及时的训练反馈,全面提高患者的认知与学习能力。该训练不仅针对某一种功能,而是将患者的性格、情绪、生活和社会的多维因素都考虑到计划之中,取得了比较好的疗效。认知障碍仪中的空间推理训练,患者需在右侧选出左侧重叠的物品,通过训练可提高患者空间推理能力及观察能力。Westerberg 等的研究也显示,计算机工作记忆训练可明显改善脑卒中患者的工作记忆和注意力。

4. 作业疗法

作业疗法核心是活动,包括日常生活活动、工作或生产活动和娱乐、休闲活动三方面。应鼓励脑卒中后认知障碍患者独立完成日常生活活动,并且经常参与读报、看书、下棋、跳舞等活动。高压氧疗法有利于改善损伤组织缺氧情况,改善执行功能障碍患者的认知功能。

5. 有氧运动

运动可提高认知障碍患者的胰岛素样生长因子(IGF-1)水平,降低同型半胱氨酸水平。IGF-1 是一种神经营养因子,可促进神经元活性,提高认知功能;同型半胱氨酸具有神经毒性,可损害老年人的神经心理功能。有氧运动(AEX)能改善认知障碍患者信息处理的熟读和记忆力,提高患者的感觉运动控制。联合运动和娱乐的训练方法可改善认知障碍患者的执行功能和记忆功能。

6. 平衡功能训练

Hayes 等认为执行功能障碍与脑卒中后平衡能力有关,因此提高脑卒中后患者的平衡能力是很好的康复策略。

7. 非侵入的脑刺激技术

如经颅磁刺激(TMS)和经颅直流电刺激(tDCS),是很有潜力的神经疾病的辅助治疗方法,这些技术可以显著改善认知活动时的神经网络,从而促进认知功能的恢复。

8. 虚拟空间技术

虚拟空间技术是利用电脑模拟产生一个三维空间的虚拟世界,提供给使用者视觉、听觉、触觉等感官的模拟,如同进入真实的空间。它是一种涉及众多学科的新的实用技术,集先进的计算机技术、传感与测量技术、仿真技术、微电子技术于一体。优点是患者可通过适当装置对虚拟世界进行体验和交互作用;即使患者身体残疾,也可通过不受限制的界面完成互动。Rand 等研究表明虚拟超市的环境可改善脑卒中患者的执行能力和多任务能力。

9. 体感游戏 Kinect

Kinect 是一种运动传感输入设备,可追踪使用者的身体运动。其最大特点是让使用者完全摆脱控制器的束缚,不必使用游戏控制器或其他任何物体,即可进行游戏或其他程序,通过身体姿势及言语进行控制。有学者研究发现体感游戏 Kinect 可改善脑卒中患者的执行功能,为认知康复提供更为方便快捷的新方法。主动运动综合康复训练系统中的搭桥游戏,患者以外展手臂的操作方式连接机器人的传输带,让场景中玩具小车通过正确的轨道,通过外展手臂的体感运动控制原理,实现手功能定位、手肘关节活动以及上肢肌力等康复。

10. 镜像视频示范训练

研究发现,基于镜像神经元理论的镜像视频示范训练对脑卒中执行功能障碍患者有效。制作常规执行功能训练相应动作的视频,每个人物动作均设有合理的虚拟环境,由同一模特完成;分别从正前方、正侧方两个不同角度拍摄。患者坐于彩色电视前 2m 处,将偏瘫侧手臂放于座位前桌面上。要求患者仔细观看电视中播放的动作视频,尽可能记住视频中各活动任务的动作步骤,告知患者凭记忆、想象,模仿视频中各场景下的动作任务。先看视频 20 分钟,然后再进行常规执行功能训练 20 分钟。

11.神经音乐治疗法

Thaut 等研究显示神经音乐治疗能有效改善脑外伤患者执行功能和情绪调节能力,为执行功能康复提供康复新方法。

12.抗抑郁药物治疗

Narushima 等研究显示抗抑郁药物治疗可明显改善患者的执行功能,并且改善效果能长期保持。抗抑郁药物可促进额叶前部神经元网络的重组,调节单胺能神经递质传递,改善神经营养因子的活动。

(俞春江,孟松艳,吴思雨)

第四节　任务组织障碍

一、观念运动性失用

(一)发病机制

观念运动性失用的病变部位以双侧多见,左侧大脑顶叶后部及下部受损或双侧大脑半球损害,尤其是缘上回受损时引起,临床上单侧观念运动性受损的病例较为少见。其病变可能与连接优势半球与其运动皮质的白质通路受损、运动皮质本身病变或连接非优势半球运动皮质与胼胝体的联系纤维受损有关。由于累及以上通路均可能发病,故观念运动性失用在临床中较为常见。

(二)康复评定

通过执行动作口令能力进行测试。令受试者表演使用某种工具的动作,或测试者做出使用某种工具的动作,要求受试者模仿。观念运动性失用的患者不能执行运动口令,也不能准确模仿他人的动作或手势,但将某种工具交给患者时,患者可自动完成使用工具的动作。例如,让患者演示擦脸的动作,患者表情茫然,但将其脸上滴上水滴,再将毛巾交给他时,患者会自动完成擦脸的动作。

(三)康复治疗

1.改善功能的作业活动

(1)在治疗前及治疗中给患肢以触觉、本体感觉和运动觉刺激,加强正常运动模式和运动计划的输出。

(2)对于动作笨拙和运动异常尽量不用语言纠正,而应握住患者的手帮助其完成,并随动作的改善逐渐减少辅助量。

(3)训练前让患者先进行想象或观摩,即让患者在头脑中以流畅、精确和协调的运动模式想象,或观看治疗人员演示一套完整的动作,然后再进行尝试。

2.功能适应性训练

(1)观念运动性失用患者往往能够较好地完成粗大的全身性活动,训练时不宜将活动分解,而应尽量使活动在无意识的水平上整体地出现,如站起训练时只给"站起来"的口令。

(2)ADL训练尽可能在相应的时间、地点和场景进行,如早晨在病房进行穿衣训练。

二、观念性失用

(一)发病机制

观念性失用的常见病变部位一般为双侧,因双侧大脑顶叶的局限性或广泛性病变、左侧大脑顶叶的大范围损害导致,常累及顶-颞区后部尤其是缘上回。观念性失用与感觉性失语共存时,常易被漏诊或误诊。

(二)康复评定

通过完成事物的目的性及规划性进行测试。测试者准备系列日常生活常用物品,要求受试者完成系列的日常生活活动。观念性失用的患者由于对完成某种事情的目的性和规划性缺乏正确的认识和理解,而不能正确完成系列活动过程,如将牙杯、牙刷、牙膏准备好,让患者完成刷牙的过程,患者不知道刷牙的程序,但患者可以按指令完成每一个分解动作,如刷牙的正常程序是先将牙杯接水-漱口-将牙膏挤在牙刷上-刷牙-漱口,但患者不能按照正常的程序刷牙,可能会先用牙刷刷牙,而不知道将牙膏挤在牙刷上,也不知道先漱口。

(三)康复治疗

1.改善功能的作业活动

(1)故事图片排序练习,如摆放5张或6张卡片,要求患者按正确的顺序将它们排列起来组成一段情节或短故事,并逐渐增加故事情节的复杂性。

(2)选择日常生活中的系列动作训练,如泡茶后喝茶、洗菜后切菜、摆放餐具后吃饭等。把活动分解为若干步骤练习,逐步串联起来完成一整套系列动作。例如,把点蜡烛动作分解为拿起火柴盒、取出火柴棒、划着火柴、拿起蜡烛点燃4个步骤并依次进行训练。由于患者动作顺序非常混乱,除将动作分解外,治疗室有时还需要对下一步骤给予提醒,或用手帮助患者进行下一个动作,直到有改善或基本完成动作。

(3)让患者大声说出活动步骤,逐渐变为低声重复,直至默念;若不能通过描述活动顺序来促进运动改善时,应回避口头提示而采取触觉提示。

(4)单项的技能训练,如患者的知觉技能改善困难,可集中改善其中某个单项的技能。通过组织很好的学习程序,并让其进行大量的重复练习来学会该技能。

2.功能适应性训练

(1)应选用动作简化或步骤少的代偿方法,如使用松紧腰带裤、松紧口鞋、弹力鞋带等。

(2)慎重选择需较高水平运动计划能力的自助用具,如系扣器、单手开启器等。

三、运动性失用

(一)发病机制

运动性失用是由大脑病变引起轻偏瘫的部分表现。企图使用的受累肢体表现为运用障碍,但不能简单地用肢体无力来解释。因为目标动作是杂乱无章的,要求完成诸如书写或使用器皿等任务时,患者似乎很笨拙或不熟悉这种动作。这种类型的运用障碍被认为是大脑表面的病变或紧密邻近内质的病变所引起的。累及内囊或下位中枢神经系统的病变则未见到运动性失用。

(二)康复评定

可采用精细运动进行测试。在没有运动功能障碍的条件下,对受试者上肢精细运动功能进行测试,如表现动作笨拙、缓慢等为存在肢体运动性失用,可以通过以下测试验证。

(1)手指或足尖敲击试验:令受试者用一只手的手指快速敲击桌面,或用一只脚的脚尖快速敲击地面。

(2)手指模仿试验:测试者用手指演示日常动作,如拧瓶盖、洗手等,要求受试者模仿。

(3)手指屈曲试验:要求受试者快速进行示指屈曲动作。

(4)手指屈伸速度测试:要求受试者快速进行手指的屈曲和伸展抓握运动。

(三)康复治疗

1.改善功能的作业活动

(1)进行特定的作业活动前先给肢体以本体感觉、触觉、运动觉刺激,如制动轮椅训练前可让肢体进行活动。

(2)在训练中给予暗示、提醒或亲手教,症状改善后逐渐减少暗示并加入复杂的动作。

2.功能适应性训练

进行功能适应性训练时要尽量减少口头指令。

四、结构性失用

(一)发病机制

结构性失用是指不能将各个不同的部件按正常空间关系组合成为一体化的结构,不能将物体各个部分连贯成一个整体。其表现为临摹、绘制和构造二维或三维图形与模型有困难。

(二)康复评定

1.复制几何图形

要求受试者复制二维的平面几何图形,如相互交叉的五边形,或三维几何图形立方体等。

2.复制图画

要求受试者按照给出的图画进行模仿绘画,内容包括表盘、菊花、大象、空心十字、立方体和房子,绘画评分标准见表4-5。

表 4-5　绘画评分标准

绘画内容	指令	得分	评分标准（每一项1分）
表盘	画一个有数字和指针的表盘	满分3分	①表盘轮廓大致为圆形。②数字定位对称。③数字正确
菊花	画一朵菊花	满分2分	①能画出大体形状。②花瓣分布对称
象	画一头象	满分2分	①能画出大体形状。②比例基本对称
画空心十字	一笔画出空心十字	满分2分	①能画出基本结构。②所有的直角角度适宜
立方体	画一个能看到顶部和两个侧面的立方体	满分2分	①能画出大体形状。②基本有立体感
房子	画一个能看到房顶和两面墙的房子	满分2分	①房子大体特征正确。②有立体感

3. 功能活动

令受试者进行实物组装及部分日常生活活动，如组装家具、穿衣、做饭等，观察其功能活动是否受到影响。

4. 拼图

出示拼图图案，图案不宜过于复杂。

（三）康复治疗

1. 改善功能的作业活动

（1）复制作业。

1）复制几何图形：从简单的平面设计（如正方形、三角形或 T 字形）开始，逐步向复杂设计过度（如连接点状图或虚线图，将平面图加工成立体图等）。也可以在木板或粗糙的地面上画图以增加本体感觉和肌肉运动知觉的输入。

2）用积木复制结构：一般从简单的（三块）设计开始，逐渐增加积木数量及设计难度，从二维到三维、从单色积木到彩色积木、从大小和形状相同到不同，逐渐过渡到根据照片或图画再现三维结构。

3）用火柴棍、木钉板、几何拼图或图画拼图进行复制练习：从简单的图形或熟悉的人、动物或物品开始。刚开始进行复制作业时可给予较多暗示、提醒，有进步后逐渐减少，并逐渐增加图形或构图的复杂性。

（2）ADL 训练：如做饭、摆餐具、组装家具、裁剪衣服等。

2. 功能适应性训练

（1）应用逆向链接进行辅助，即让患者完成已经部分完成的课题。例如，进行摆餐具作业时先摆好筷子、杯子，然后让患者完成。

（2）对动作成分进行分析，在完成困难的环节提供帮助；也可以先完成部分，再完成全部。在完成组装任务时按一定顺序摆放配件或按顺序给配件做出标记，或提供模板（说明书或安装顺序）以提高效率。

（俞春江，宋玲玲，阳成成）

第五节 语言及交流障碍

语言是由词汇和语法构成的符号系统,是用来进行思想交流的工具。它属于人类所特有的心理社会现象。语言包括口头语言、书面语言和内部语言3种形式及其有关的形态语言。言语是指人们说的话,也就是个体发出的声音。这些声音经过不同顺序的组合就产生了口头语言,它是语言的个体部分,属于一种心理物理现象。语言是建立在条件反射基础上的复杂的高级信号活动过程,通常称为第二信号系统。人们的语言信号是通过视觉器官(眼)与听觉器官(耳)感知后输入中枢,在中枢语言处理分析器处理分析、存储后,再经神经传出支配言语运动器官咽、喉、舌而进行语言的口头表达。若这3个环节中任何一个环节的功能不正常就会产生语言或言语障碍。

一、概述

(一)语言形成的模式与障碍

语言形成有3个环节,按其先后次序分述如下。

(1)输入:通过视、听模道感触传入中枢。

(2)综合:中枢把传入信息进行综合、比较、整合处理。

(3)输出:经过综合分析后,对传入的信息用语言做出反应。输出的第一步是概念的形成,即想好了,或决定了和组织好要表达的概念(要说的话、要写的字和要做的手势);第二步是把这些概念转化为输出的神经信息;第三步是通过发音器官或手部肌肉或表情肌的运动(收缩或松弛)而构成语言,或写出文字,或以手势和表情,最终达到表达思想、感情、意见和需要的目的。

以上语言形成的3个环节中任何一个环节受损,均可发生病态言语即语言障碍。

(二)语言交流的生理基础

人类的大脑在长期的进化过程中已经分化出一定的大脑皮质区域,负责语言信号的处理与存贮,形成了所谓的"语言中枢"。语言是人们用来交流的重要手段。语言功能的形式多样,包括听、说、读、写等多个方面。语言的神经机制也是纷繁复杂的。

1.大脑皮质部分的言语功能

参与言语活动的大脑皮质部位主要包括左额叶的布罗卡区(Broca's area)——运动言语中枢,颞上回的韦尼克区(Wernicke's area)——听觉言语中枢,颞顶枕交界处的角回区——视觉言语中枢。

(1)布罗卡区——运动言语中枢:言语功能主要是口语表达。此区损伤后,会发生典型的口语表达性障碍。

(2)韦尼克区——听觉言语中枢:言语功能主要是感觉言语。该区属于听觉联合皮层,它的损伤会造成言语感觉和理解障碍,是言语感觉中枢。

(3)角回区——视觉言语中枢：与布罗卡区和韦尼克区并列的第三语言中枢，角回区能把语音转化成视觉信息，使人能写下听到的话语，又能把文字信息转化为语音，使人能诵读诗文。角回区被称为言语阅读中枢。

综上所述，布罗卡区是言语表达中枢，韦尼克区是言语理解中枢，角回区是阅读中枢。

2.大脑两半球部分的言语功能

如果某一大脑半球在对某一功能的控制上，超过了另一大脑半球，这一半球就称为这一功能的优势半球。

(1)大脑左半球的言语功能：左半球被称为言语优势半球，它承担言语的接受、分析、理解、加工、储存、生成、表达等功能。左半球因其结构特点而常在言语功能上取得优势，与此同时，另一侧半球的言语表达能力受到抑制而逐渐退化，但理解能力仍然有所保留。

(2)大脑右半球的言语功能：通常，在大脑两半球正常的情况下，右半球的言语功能处于抑制状态，不一定参与言语活动。一旦左半球受损，右半球即可在某种程度上代偿左半球的言语功能。在左半球健全的情况下，右半球的言语表达能力受到抑制而退化，但保持一定的理解能力。此外，右半球有一个重要功能是分管语调，给话语提供韵律。

(3)大脑两半球言语功能的协同：当左半球受到损伤，右半球可以代偿其言语功能；损伤越早，代偿的可能性越大。

以上这些部位损害时，语言功能就会发生障碍。在人类大脑发育过程中，97%的个体最终语言中枢定位于左侧大脑半球。现在已清楚地认识到，左侧大脑半球的下列部位与语言功能有关。颞上回后部韦尼克区负责音节的综合及对词的理解的信号贮存，当该部位损害时发生感受性失语，表现为对多个音节组成的词理解有困难，而对单个音节的感知无障碍。位于顶枕颞叶交界处的角回(39 区)负责文字信号的储存与分析，与阅读功能有关，该部位损害时引起失读，表现为对文字的视觉感知正常，但不理解文字的意义。额下回后部的 44 区、45 区(布罗卡区)贮存有口语表达的记忆痕迹，与语言的口语表达有关，该区损害发生运动性失语，表现为患者的言语运动器官活动正常，而不能用口语进行语言表达。颞叶后部的 37 区与 21 区后部贮存有与物体名称相关的记忆痕迹，此处损害时引起命名性失语，表现为对某一物体的具体用途理解，但叫不出名字。上述部位均为语言处理分析的二、三级中枢。另外，与听觉有关的颞叶一级听觉中枢，与视觉有关的枕叶一级视觉中枢，与口语运动有关的额叶一级口语运动中枢，及其各中枢之间的联络纤维损害同样可引起语言功能障碍。人类个体大脑发育的语言功能侧化大约在 2 岁以后开始，也有学者认为，出生后 120 天，新生儿即形成语言功能的侧化倾向。大脑半球功能的非对称性在 12 岁以后基本确定。如果 12 岁以前出现语言神经基础的损害，可由非优势半球进行功能代偿，使语言功能再度活化而重建语言功能。相反，12 岁以后优势半球损害引起的语言功能丧失，则极难恢复。

个体语言功能的发展还有赖于良好的听力，3 岁以前听力损害时，因听力障碍而失去语音听觉和辨别能力，导致聋哑或语言辨别障碍。语言的口头表达还需喉、咽、舌、唇、齿等发音器官结构的完整与功能正常，否则也会影响个体语言的发展，或者出现口吃、口齿不清等言语障碍。

3.语言功能与大脑脑区之间关系的争议

(1)定位论:长期以来流行于学术界的定位论认为,特定的大脑皮质组织控制着具体的语言功能,某个脑区的障碍会引起某种与之相联系的语言功能的丧失,如布罗卡区和韦尼克区的损伤会分别影响到语言的表达功能和听觉认知功能。现代有不少学者还相信,语音、句法、词汇和语义都有与之对应的专门的神经机制。

(2)总体论:纯粹的病例并不存在,一种较突出的症状总是伴随着另外一些轻微的症状,这一事实使得一部分学者对定位论产生了怀疑,提出了总体论。总体论认为大脑各部分组织之间存在着密切联系,因而语言功能是统一的,大脑任何部位的损伤都可能影响到语言各方面的功能。有研究者指出,凡是失语症患者都缺乏一种基本的语言能力——用符号构成命题的能力。上述两种观点孰是孰非,尚无定论。但狭隘的定位论或极端的总体论对于进一步的研究都是不利的。

(3)关键期论:关键期理论研究表明,从两岁到青春期的这段时间,是人的一生中最佳的语言学习时期,因为大脑处于自然而又不费力地习得语言的最佳状态。母语的习得与大脑语言机能侧化的时期吻合。语言习得的关键期与大脑半球语言和其他认知技能侧化的时期吻合。关键期假设认为,关键期的结束与这种侧化的过程完全吻合。证实关键期假设的证据:关键期之后的儿童习得第一语言几乎无法成功。对失语症的研究似乎也证实了关键期假设。据报道,青春期左半球受损的儿童能够把语言中枢转移到右半球,并重新习得丢失的语言技能。第二语言习得研究领域也提供了一些证据,人们知道,儿童很容易学会第二语言,与他们相比,成人学习第二语言时遇到的困难要大得多。

(4)大脑单侧化:人类生理特有的一种现象,即随着年龄的增长,大脑的单侧分管语言的认知机能和感知机能不断发展,直至青春期后期。从 Broca 在 19 世纪 60 年代报道失语症研究开始,人们就认为绝大多数人的侧化发生在脑左侧,左半球是语言优势半球。大脑的外表层,也是最重要的部分,它接受所有感觉器官传来的信息,是人的认知能力所存在的区域,言语和语言能力位于布罗卡区、韦尼克区和角形脑回的区域,它们都位于大脑的左半球。人们习惯地认为,左半球是优势的、语言的、分析的、智力的,而右半球是非优势的、非语言的、整体的、创造的。尽管左半球语言优势为大家所公认,但右半球并不是完全缺乏语言功能的沉默的脑。这在右半球损伤引起语言异常或脑功能成像的研究中可以得到证实。

我们说话时除了要有恰当的内容、语法外,还要通过适当的节奏、重音和语调来传递情绪方面的信息及肯定或疑问的语气信息。言语的节奏、重音、语调统称为韵律。左半球损伤导致的流畅性失语的韵律是基本正常的,但如果右半球损伤,可能导致韵律的破坏。这项功能和右半球的功能如音乐旋律、表达和识别情绪的能力有关。另外,右半球有语用学方面的作用。右半球损伤患者不能很好地把句子组织到一致性的谈话或描述中,也不能根据不同的社会场合使用恰当的语句。右半球除了能够表达和理解言语的韵律和情绪信息外,尚有读写的功能。例如,右半球比左半球能够较好地完成字形方面的匹配。右半球能加工词汇粗略的语义信息，具体形象的词加工较好。右半球还有一定的书写功能。当儿童时期左半球功能损害后，右半球可以逐步代偿语言功能，而不出现明显的语言障碍。

（三）语言障碍的定义

1. 言语障碍

言语障碍是指口头语言中的发音、发声及言语节律性的障碍，包括发育性发音障碍、口吃等。

著名的言语病理学家范里珀给言语障碍下的定义是"和常人的言语偏离甚远，以致引起了注意，干扰了信息交流，甚至使说话人或者听话人感到苦恼的言语异常"。由范里珀的定义可以看出，言语障碍指的是个体在言语表达方面明显地偏离常态。这个定义对我国特殊教育界的影响是比较大的，目前国内特殊教育界基本上都采用这个言语障碍的定义。由范里珀的定义可以推断，当一个人发生言语障碍时，他的言语行为表现出以下全部或大部分特征：和常人的言语有明显的不同；引起别人的注意；让自己或是听话人感到不舒服；妨碍言语交接的正常进行。

我国学者哈平安指出，在某些特定的情况下，一个人的言语行为即使表现出异常，也不能认为其有言语障碍。一种情况是使用不同语言的人，言语行为当然是不同的；另一种情况是使用同一种语言的人，如果所用的方言不同，他们的言语行为也是不一致的。还有一种情况是处于语言习得阶段的儿童，其言语能力尚处在不完善阶段，自然存在很多缺陷。因此，他在《病理语言学》一书中给言语障碍下了一个更为严密的定义：已经完成了口语能力习得的、使用同一方言的人之间进行言语交际时，如果其言语行为引起别人的注意，会使人感到不舒服，妨碍言语交际的正常进行，就认定为言语障碍。

2. 语言障碍

语言障碍是指语言的理解、表达及交流过程中出现的障碍，包括各种原因引起的言语发育延迟、发育性语言困难、后天获得性失语等。

美国言语语言听力学会（ASHA）认为语言障碍实际上是个体在运用语言的过程中所表现出的语言学知识系统达不到他的年龄应该达到的标准状况。语言障碍不仅包括个体在言语表达方面的缺陷，而且还包括在言语理解方面的缺陷。语言交流障碍是指通过口语或书面语言或手势语来传达个人的思想、感情、意见和需要的交流能力方面出现的缺陷（主要包括说、听、写）。

（四）语言障碍的种类

语言障碍主要包括失语症、构音障碍、言语和语言发育障碍、孤独症语言障碍。

（五）治疗原则

1. 循序渐进

通过语言能力评定，了解患者的语言基线水平，同时了解患者语言水平较好的一面，制订相应的训练计划，逐步提高其语言能力。治疗内容要适合患者的文化水平及兴趣，先易后难，由浅入深，由少到多，逐步增加任务刺激量。

2.个性化

治疗前对患者进行语言能力评定,根据语言障碍种类及程度的不同,选择不同的训练重点。

3.持续性

坚持每天训练,反复刺激。只有抓住言语功能恢复的最佳时期反复进行刺激、不停强化训练才能达到最佳效果。但也不能操之过急,安排太多的训练内容,这样易使患者感到过于疲劳。

4.综合性

从提高患者听理解力开始,注重口语的康复训练,同时进行听、说、读、写四者的综合训练。

5.多样化

训练形式要多样化、趣味化。可利用多媒体训练,也可采用绕口令、讲故事、接句子等训练形式。此外,还可以将个人训练与集体训练相结合、医院治疗与家庭训练相结合等。

(六)常用功能训练条件与要求

1.训练形式

(1)个人训练:在安静稳定的环境中由治疗师以刺激法为中心有针对性地进行一对一的训练。这种训练有利于患者集中注意力、心理稳定且可以控制刺激条件。

(2)自主训练:通过个人训练,在患者已充分了解语言训练的方法与要求后进行。训练内容由治疗师设计制订,可选择图片、文字、卡片、书写练习,利用录音机复述、听写及电脑训练系统等。

(3)集体训练:又称小组训练,是个人训练效果实用化的训练。治疗师可根据患者的不同情况把患者分成小组,开展有针对性的多种活动。

(4)家庭训练:治疗师将有关的治疗计划、训练技术等教会患者家属,在家属帮助下在家庭进行训练,治疗师定期评价指导。

2.训练环境

训练室的温度、通风及照明应适宜,能隔音保持安静。最好做到一人一室,进行一对一的训练,以防止患者的情绪受到影响,注意力不集中。室内应配备口形纠正及表情模仿用的大镜子、录音机、秒表、节拍器、呼吸训练用品、压舌板、各种字词卡片和图片、人物和情景图片及训练用实物等。训练时间以上午为宜,每次在 30 分钟以内,以免患者疲劳。训练内容要适合患者的文化水平、生活情趣等,先易后难,循序渐进,充分调动患者的积极性。

3.言语训练常用的方法

(1)呼吸训练:目的是改善呼气的气流量和控制气流。气流的控制训练包括鼻吸气、嘴呼气。呼气时尽可能长地发"S""F"等摩擦音并变换摩擦音的强度、长短。尽可能长时间交替地发元音、摩擦音。低声一口气数 1、2、3……,进一步改变数数时的发音强度等。

(2)发音训练:目的是改善声带和软腭等的运动。例如,深吸一口气,呼气时咳嗽,然后将这一发音动作改为发元音"o",大声叹气,促进发音启动;一口气尽可能长地发元音,由发单元音逐渐过渡到一口气发2~3个元音,进行持续发音训练;数数、发元音并不断变化音量来练习音量控制;按3~8个音度(音阶)唱"ma-ma-ma"等,练习音调控制;深吸气,鼓腮维持数秒,然后呼出或发双唇音及摩擦音练习控制鼻音。

(3)发音器官锻炼:舌头运动(向前伸出、舌向左右侧运动、卷舌,舌在口内旋转),以克服舌尖、舌根运动不灵活;鼓气练习,声带震动练习。下颌的上、下、左、右运动;口唇的前突、收拢、左右运动,鼓腮;重复发元音、爆破音使软腭抬高等,可配合应用冰和毛刷快速刺激、施压、牵拉与抵抗等。

(4)韵律训练:目的是改善说话时的速度、抑扬顿挫、重音等韵律,使言语更自然、更清晰。强调关键词前后停顿,关键词重读,保持正常的间歇。练习各种语调的语句,如疑问句、命令句、感叹句等表示不同感情的语句。重读句子中的一个词,使语义改变,如"他今天去北京""他今天去北京""他今天去北京"。

(5)言语训练:为听理解训练,有3种训练方式,如单词的辨认、执行指令和回答是与否问题。

1)单词的辨认:出示一定数量的实物、图片或词卡,让患者在听到简单指令后指认。如在患者面前放3张图片(茶杯、勺子、叉子),然后发出指令"请指出我说的东西",如"茶杯",让患者指认相应的图片。指令由易到难,即物品名称(如茶杯)、物品功能(如你用什么喝水?)、物品的属性特征(如什么是玻璃的? 可以摔碎吗?)、增加刺激的数量(摆出物品的数量及听理解单词的数量)。

2)执行指令:治疗师发出口头指令,让患者执行,如"把书合上""闭上眼睛""把笔放在书上"。逐渐增加指令的难度。

3)回答是与否问题:如问"这是茶杯吗?""7月份下雪吗?"要求患者回答"是"或"不是"。不能口头回答者,可用字卡或手势。让患者听一小段短文,根据其内容提问,回答方式同上。

4.语言治疗工作内容

(1)对患者的语言能力进行检查,对语言障碍的类型做诊断。

(2)为适宜进行语言治疗者制订治疗计划。

(3)为患者进行语言治疗,或指导患者本人及其家属回家执行治疗计划。

(4)向患者家属进行有关改善语言交流的解释、教育,如指导脑卒中后失语患者家属如何对待语言交流障碍。

(5)随诊治疗中的患者,评定治疗效果。

(6)指导患者订购和使用适宜的助听或辅助语言交流的器械装置。

(7)语言治疗专业人员配合医师、理疗师、作业治疗师或心理治疗师,在综合的康复计划中,安排语言治疗,参与专业治疗组的查房、会议或专科门诊,与组内其他治疗师一起观察及评价患者的功能变化。

(8)听力检查,适用于有听力检查设备的科室。

(9)语言治疗的教学工作。

(10)语言治疗的科研工作。

(七)语言治疗方法

1. 发音器官锻炼

如舌头运动(向前伸出、舌向左右侧运动、卷舌、舌在口内旋转),以克服舌尖、舌根运动不灵活;鼓气练习,声带震动练习。

2. 语言训练

语言训练指出某一语言的发音部位,示教口形,令患者模仿;发出正确语音令患者模仿;从语音检查中查出患者难发的音和容易发错的音,耐心教导矫正。宜用个别辅导法,包括用音素分解法和拼音法进行训练。

3. 用语练习

纠正错误语言,耐心教导日常用语,可通过问答进行训练。

4. 说出物品名称训练

以日常生活用小物品或图画为训练物品,逐一提问,患者不会回答时,给予指导,令其模仿说出该物品名称,反复练习。

5. 读字练习

出示简繁不等的字词卡片,可引导患者读出该字词的音。

6. 会话练习

进行日常生活简短对话,训练听、说能力,给予语言刺激,引起患者反应,在会话过程中注意纠正语音、词汇及语法上的错误。

7. 阅读练习

读报纸标题或文章小段落,注意纠正错误语音,改善流畅度。

二、失语症

失语症是脑损害导致的语言交流能力障碍,包括各种语言符号(口语、文字、手语等)表达或理解能力受损或丧失。患者意识清楚、无精神障碍及严重认知障碍,无视觉、听觉缺损和口、咽喉、舌等发音器官肌肉瘫痪及共济失调,却听不懂别人及自己讲的话,也不能表达,不理解或写不出病前会读、会写的字句等。

(一)概念

失语症是由于脑损害引起的语言能力受损或丧失,即因大脑局部病变导致的语言障碍。患者在无意识障碍情况下,对交流符号的运用和认识发生障碍,即对语言的表达和理解能力受损或丧失,且并非因感觉缺损(听觉或视觉下降或丧失)引起。患者能听到言语声或看见文字,但不能理解言语或文字的意义,无口咽部肌肉瘫痪、共济失调或不自主运动,能清晰地说话但说出的话不能表达意思,听者难以理解。失语症是对词语的声音和意义的记忆丧失,而对所有其他体验和知识的记忆完整。

(二)失语症常见的分类

迄今对失语症的分类尚未取得完全一致的意见,目前国内外通用的分类有以下8种。

1.运动性失语

运动性失语患者口语为非流利型、电报式,是首先被描述并被广泛应用的失语类型,曾被称为运动性失语、表达性失语、传出性失语。

2.感觉性失语

感觉性失语是第二种被公认的失语症,患者口语为流利型,曾被称为感觉性失语、接受性失语。

3.传导性失语

传导性失语口语为流利型,特点是口语中有大量因素错语。

4.经皮质运动性失语

经皮质运动性失语复述近于正常而自发谈话严重受损,伴有淡漠、反应迟钝、失用、结构障碍等。

5.经皮质感觉性失语

经皮质感觉性失语为流利型口语,听理解缺陷而复述相对好。错语为主,也有新语、空话及奇特语言等。

6.经皮质混合型失语

经皮质混合型失语又称语言区孤立、非流利型口语,听理解、命名、阅读及书写均有严重障碍。

7.完全性失语

完全性失语是最严重的一种失语,曾被称为表达接受性失语、混合性失语。患者局限于刻板言语,听理解严重缺陷,命名、复述、阅读、书写均不能。

8.命名性失语

命名性失语又称流利型口语,缺实词,听理解、复述、阅读和书写障碍轻,突出的表现是命名障碍。

(三)几种常见失语症的特点

1.运动性失语(布罗卡失语)

根据临床资料,布罗卡区受损时,发生运动性失语。其症候特点是患者能理解他人的语言,但不能用言语与人对话,构音器官的活动并无障碍,有的虽能发音但不能构成语言。

如果是完全的运动性失语,患者完全不语,甚至个别的字、词或音节都不能发出,这类病症的基础是由于布罗卡区的损害,听感受性言语编码的整合并转换为言语运动命令的功能随之丧失,因而造成舌和其他言语肌的失用。但多数患者为不完全的运动性失语,患者尚能发出个别的语音,但不能从语音构成词句,也不能把它们排成必要的次序,因而这些能发出的个别语音是杂乱无章、不能令人理解的。有的患者还可以有最熟悉的一两个单字、词、句子的片段保存下来,通常是感叹词,如"好""坐""不""吃""再见""就是"等。患者无论怎样努力,也只能说出保留下来的那个词(又称单语症或词栓症)。由于言语共济运动无障碍,所以患者在说出这个词时,还有相当的抑扬,所以常期护理患者的人能够根据其语调、表情,了解到该词所表达的意义。

自动化言词多能保存,如过去熟背的诗句、账目、数列(如从 1 数到 10)及按通常次序说出星期的名称(星期一、星期二……)等。

轻度运动性失语患者,往往仍有相当丰富的词汇保持不丧失,但布罗卡区的自动插入辅助词的功能却丧失,因而他的句子只由名词或动词组成,而没有冠词、虚词、连接词。而且比较抽象的概念方面的词和生疏的词极易脱落,构成所谓"电报式言语"。例如,某一因脑卒中而患有运动性失语的患者,问他如何患病时,他这样答复:"早晨……醒……倒……不能动……"。此类患者言语重症症也很多见,即一个词或音节一度说出以后,强制地、自动地反复再说,不自主地闯进下次言语产生的过程中。例如,令患者说出"饭"这个字以后,再让他说"喝水"时,就发生重复,说成"饭……饭……饭……饭喝……喝……喝水……水……"。

运动性失语,并非都有诵读和写字的障碍。如果是较轻的病例,随意言语和模仿言语功能虽已丧失,写字和默诵却是可能的。

2. 感觉性失语(韦尼克失语)

韦尼克区和听觉联络区损害可引起感觉性失语。患者听觉正常,但不能听懂别人和自己的话。因此,患者虽然有说话的能力,但言语混乱而割裂,经常是答非所问,别人无法真正了解其所讲内容。这种患者能十分正确地模仿任何一个词句,却不了解它的意义。对患者来说,词句变成了毫无意义的一组音。有人把这些症候特点做了一个非常恰当的描述:患者似乎碰到了一些人,说着他所不懂的语言。

根据前述的韦尼克区和听觉联络区的生理过程,感觉性失语之所以有这些症候特点显然是因为"音素听力障碍",即不能区别各种在音响上互相近似的言语成分,也没有能力分化复杂的音组以便于了解其意义,因而患者甚至觉得所听到的人类语音像一组没有音节的噪声。

患者自己的言语也有重大障碍,语法显著缺失。与运动性失语患者不同,这种患者非常多言,喋喋不休,而各个字、词都被说错,一些词被毫无关系的词所替代,一句话内无所谓主语、谓语、宾语和补语之分,十分混乱,有人称之为"杂乱性失语"。患者并不察觉自己说错。严重的感觉性失语患者甚至不能理解最简单、最熟悉的词、短句。例如,令他报出自己的姓氏、年龄,让他闭眼睛、张口等,他只是紧张地望着医师,茫然不知所措。有时他从整个句子中抓住一个词,如"眼睛",于是对任何含有这个词的语句(如"眼睛看得见吗?""用手指眼睛"等),患者都一概以闭眼来回答。重症患者的模仿能力也减退,不会模仿别人的言语,但还能正确抄写,但若拿走原样,就不能把已抄写了一半的字词写完。

如果是较轻的病例,患者尚能理解与日常生活有关的短句,但不能理解较复杂的句子,更不能认出所说句子中的哪怕是十分显著的错误(语意上或语法上)。另有一些病例为单纯理解力障碍,因而仅表现为不能模仿别人所说的句子,而自发言语、诵读和写字却是可能的。

3. 传导性失语(CA)

传导性失语是外侧裂周围失语综合征的一种类型,它与感觉性失语和运动性失语(BA)同属于外侧裂周围失语综合征的一类,它们的共同特点是复述功能差,但临床特点又明显不同于感觉性失语和运动性失语。目前已认为 CA 是一种独立的失语类型。Benson 提出,CA 诊断标准必须具备以下条件:①流利型失语,口语找词困难和错语;②听理解正常或接近正常;③口语复述严重障碍,另外可伴有命名、阅读、书写障碍。

口语复述是 CA 与其他失语类型最有鉴别意义的一点。CA 多见于脑血管病、颅脑手术后及多发性硬化。CA 患者的 CT 结果均可见左侧半球受累,已有报道,皮层功能区或缘上回皮质是 CA 的主要受损部位。

关于传导性失语的发病机制,Benson 等认为韦尼克区完整保持了正常听说理解,布罗卡区完整保持了音节分明的流利语言,故损及顶叶岛盖区、上纵束,即阻断了韦尼克区到布罗卡区的传导,使重复言语困难,出现言语流利而错乱,理解良好但重复言语极差的现象。Kleist 指出,有些病例虽有韦尼克区损害但并不引起严重的听话理解障碍,是由于右半球补偿了此种功能。他进一步提出优势半球布罗卡区是产生运动性言语的地方,重复言语是听到的话从右半球相应韦尼克区经过胼胝体传到左半球的相应区,然后经过上纵束到布罗卡区。左侧颞叶病损,毁坏了胼胝体通路的一端,这是传导性失语发生重复言语障碍的机制。传导性失语存在观念运动性失用,指示顶叶岛盖区病损。

4. 混合性失语

感觉性失语和运动性失语同时存在的情况,称为混合性失语。此时完全不能诵读和写字,既听不懂,也不能用言语表达自己的意思。轻症者常给人以精神失常的错觉。混合性失语由优势半球运动性及感受性区域的广泛病变或者皮质下病变致联系通路中断,损害了 Marie 四边形区域所致。总之,失语症的出现,不但对确定病灶有定侧意义,而且可以进一步提示病灶的部位。运动性失语总是见于优势半球额叶的病灶,感觉性失语则由颞叶病变所造成,典型的命名性失语则在颞枕区。

5. 命名性失语

此种失语症的特点是患者把词"忘记",多数是物体的名称,尤其那些极少使用的东西的名称。例如,令患者说出指定物体的名称显得很困难,他说不出钢笔、茶杯、手电筒的名称,而是千方百计说明它们的性质和用途如"这是用来写字的;这是喝水的;这是用来照亮的"。有时一经别人提示,他马上可将物体名称说出,但经过几分钟之后,又重新忘却。所以有人称这类症候为"健忘性失语"。

命名性失语是两种信号系统协同活动的分离,其原因是视觉和听觉初级中枢传来的信号不能被综合分析,联系完全断绝,以致物体的视像(第一信号系统)不能和物体的言语记号(第二信号系统)结合起来。所以造成命名性失语的病灶应是位于枕叶和颞叶交界区,主要是 Brodmann37 区及 21 区与 22 区的后部。

需要注意的是,运动性失语的患者,由于词汇非常贫乏,而且极难找到词汇去命名一个物体,所以可造成命名性失语的错误诊断,但其由别人做提示语完全无益,借这一点可与命名性失语鉴别。

(四)失语症的治疗

1. 治疗原则

失语症的治疗原则是反复利用强的听觉刺激和多途径的语言刺激,如给予刺激的同时给予视觉、触觉、嗅觉刺激,当患者对刺激反应正确时,要给予鼓励和肯定。

(1)发音器官的肌肉运动控制训练:包括呼吸运动训练、颊部运动训练、舌的运动训练、唇的运动训练、腭的运动训练等。

(2)发音练习:原则是先元音后辅音,先张口音后唇音,先单音节后多音节,最后过渡到单词和句子的训练。例如,张嘴发"a"音,撅嘴发"u"音,收唇发"f"音。在以上训练的基础上,让患者尽量长时间地保持这些动作的姿势,先做无声的构音运动,再轻声地引出靶音。

(3)命名训练:通过实物或图片引出名称。可一张一张向患者出示图片或实物,也可同时摆放5~10张图片或实物如钢笔、别针等,逐一问"这是什么?"当患者答不出或答错时,可用词头音或描述物品的用途给予提示。

(4)听理解训练(话语训练):在桌面上摆放5~10张图片,护士或治疗师说出某一单词名称,让患者从摆放的图片中指出相应的图片;听短文做"是""非"或"正""误"判断,如"一年有十二个月对吗?";对毫无言语能力者则应训练患者认识操纵符号来应答问题、描述情感、表达需要;执行指令,让患者听指令完成相应的动作,如"将茶杯拿起来"等。

(5)阅读理解训练:常用的方法有词图匹配或图词匹配。具体的方法是摆出5~10张图片,把图名词卡交给患者,让患者进行1/10~1/5的匹配选择,这是词图匹配;图词匹配的操作与之相反。轻症者可令其自己读句子或短文并从数个备选答案中选出正确答案。例如,让患者选出有背书包的学生的卡片,或问"田里收割稻子的是工人,在工厂开机器的是农民,对吗?"等。

(6)书写训练:目的是使患者逐渐将语义与书写的词联系起来,达到有意义的书写和自发书写水平。可以先从词词匹配开始,再进行抄写训练,逐步过渡到看图命名书写、听写、默写等。如先让患者看识字卡片红色的一面,然后将卡片反过来认"红"字,再临摹抄写"红"字,最后看图写"红"字,听写"红"字,默写"红"字。

(7)语言记忆训练:首先出示一系列图片,描述每一张图片中人们所进行的各种活动,再对患者提问,患者只需回答"对"或"不对";其次对患者进行口头提问,让患者回答"对"或"不对";再次大声讲故事,每个故事6~8句话,根据故事的突出点让患者回答"对"或"不对";最后根据记忆复述句子。

(8)根据不同的失语类型采用不同的训练方法。

1)运动性失语:能理解别人说的话语,却不能表达或不能流利地表达自己的意思。康复训练应从简单的句子逐渐过渡到复杂的句子。训练方法可灵活多变,如看图说话、复述句子、指物说字、指字说字等。一定要有耐心,鼓励患者循序渐进。

2)感觉性失语:患者说话非常流利,但不能理解别人所说话的意思,也不理解自己所说话的意思。在训练中反复使语言与视觉实物相结合,使患者逐渐地把语言与表达的意思联系起来。

3)命名性失语:患者叫不出既往所熟悉实物的名字。在日常生活中把常用的物品给患者看,并说出其名称和用途;训练应从简单到难,从常见的物品如"花""钥匙""衣服""碗"等开始,并注意反复强化已掌握的词汇。

2.许尔失语刺激疗法

许尔失语刺激疗法是多种失语症治疗方法的基础,是自 20 世纪以来应用最广泛的方法之一。刺激法的定义是对损害的语言符号系统应用强的、控制下的听觉刺激为基础,最大程度地促进失语症患者的语言再建和恢复。

(1)刺激疗法的原则。

1)强的听觉刺激。此为刺激疗法的基础,因为听觉模式在语言过程中居于首位,而且听觉模式的障碍在失语症中也很突出。

2)适当的语言刺激。采用的语言刺激必须能输入大脑,因此,要根据失语症的类型和程度,选用适当的控制下的刺激,难度上要以使患者感到有一定难度但尚能完成为宜。

3)多途径的语言刺激。多途径输入。如给予听刺激的同时,给予视、触、嗅等刺激(如实物),可以相互促进效果。

4)反复利用感觉刺激。一次刺激得不到正确反应时,反复刺激可能可以提高其反应性。

5)刺激应引出反应。此项刺激应引出一个反应,这是评价刺激是否恰当的唯一方法,它能提供重要的反馈而使治疗师能调整下一步的刺激。

6)强化正确反应及矫正刺激。当患者对刺激反应正确时,要鼓励和肯定(正强化),得不到正确反应的原因多是刺激方法不当或不充分,要矫正刺激。

(2)治疗程序的设定及注意事项:依照刺激法的原则设定治疗程序并注意以下方面。

1)刺激条件。①标准刺激的复杂性体现在听觉刺激训练时选用词的长度,让患者选择词时图摆放的数量,采用几分之几的选择方法,所选用的词是常用词还是非常用词,但无论采用什么标准,都应遵循由易到难、循序渐进的原则。②方式包括听觉、视觉和触觉刺激等,是以听觉刺激为主的刺激模式,在重症患者常采取听觉、视觉和触觉相结合,然后逐步过渡到听觉刺激的模式。③强度是指刺激的强弱选择,如刺激的次数和有无辅助刺激。④材料选择一方面要注意语言的功能如单词、词组、句子;另一方面也要考虑到患者日常生活交流的需要,以及根据个人的背景和兴趣爱好来选择训练材料。

2)刺激提示。在给患者一个刺激后,患者应有反应,当无反应或部分回答正确时,常需要进行提示,在提示时需要注意以下几点。①提示的前提要依据治疗课题的方式而定,如听理解训练时,当书写中有构字障碍或阅读理解中有错答时,规定在多少秒后患者无反应才给予提示等,这方面也常需要依据患者的障碍程度和运动功能来控制。例如,右利手患者患右偏瘫而用左手书写时,刺激后等待出现反应的时间可以延长。②提示的数量和项目常有所不同,重症患者提示的项目较多,如呼名时要用的提示包括描述、手势、词头音和文字等,而轻症患者常常只需要单一的方式,如词头音或描述即可引出正确的回答。

3)评价。在具体治疗课题进行时,治疗人员对患者的反应进行评价。要遵循设定的刺激标准和条件做客观的记录。因失语症的类型和严重程度不同,患者可能会做出各种反应,正确反应除了在规定时间做出的正确回答外,还括延迟反应和自我更正,均以(＋)表示;不符合设定标准的反应为误答,以(－)表示。无反应时要按规定的方法提示,连续无反应或误答要考虑预先设定的课题难度是否适合患者的水平,是否应下降一个等级进行治疗。经过治疗,患者的正确率逐渐增加,提示减少,当连续3次正确率大于80％以上时,即可进行下一课题的治疗。

4)反馈。可巩固患者的正确反应,减少错误反应。正确地应用反馈对加速失语症的康复很重要。当患者回答正确时肯定患者的反应,重复正确回答,将答案与其他物品或动作比较,以扩展正确反应,以上这些方法称为正强化。当患者回答错误时要对此反应进行否定,因部分失语症患者的情绪常不稳定,连续生硬的语言可能会使患者失去信心而不能配合治疗。以上介绍的否定错误回答并指出正确回答的方法称为负强化。其他改善错误反应的方法还包括让患者保持注意,对答案进行说明性描述和改变控制刺激条件等。

(3)治疗课题的选择。

1)按语言模式和失语程度选择课题。失语症绝大多数涉及听、说、读、写4种语言模式的障碍及计算障碍,但这些障碍程度可能不是同等的,某种失语症以听觉理解障碍为突出表现,某种失语症以口语表达障碍为主要表现,还可能某种失语症的其他语言模式基本保留而只是有命名障碍。一些类型的失语症可能以两种以上语言模式障碍为突出表现,而且随着治疗的进展,障碍的程度和模式会发生变化。因此,可以按语言模式和严重程度选择课题(表4-6)。原则上轻度和中度失语症患者以改善其功能和日常生活交流能力为目标,而重症患者则将重点放在活化其残存功能上,用其他方式进行代偿或实验性治疗。

表4-6 各类型失语症不同级训练课题

语言模式	程度	训练课题
听理解	重度	单词与画、文字匹配,是或非反应
	中度	听短文做是或非反应,正误判断,口头命令
	轻度	在中度基础上,选用的句子和文章更长,内容更复杂(新闻理解等)
读理解	重度	画和文字匹配(日常物品,简单动作)
	中度	情景画、动作、句子、文章配合,执行简单书写命令,读短文回答问题
	轻度	执行较长文字命令,读长篇文章(故事等)回答问题
口语	重度	复述(音节、单词、系列语、问候语),常用词命名,动作描述,读单音节词
	中度	复述(短文),读短文,称呼,动作描述(动词的表现,情景画及漫画说明)
	轻度	事物描述,日常生活话题的交谈
书写	重度	姓名、听写(日常生活物品单词)
	中度	听写(单词、短文),动作描写
	轻度	听写(长文章)、描述性书写、日记
其他		计算(练习、钱的计算)、写字、绘画、写信、查字典、写作、利用趣味活动等,均应按程度进行

2)按失语症类型选择治疗课题。见表4-7。

表 4-7　各类型训练重点

失语症类型	训练重点
运动性失语	构音训练、口语和文字表达
感觉性失语	听理解、复述、会话
命名性失语	执行口头指令、口语命名、文字称呼
传导性失语	听写、复述
经皮质感觉性失语	听理解(以感觉性失语为基础)
经皮质运动性失语	以运动性失语为基础
完全性失语	视觉理解、听觉理解、手势、交流板应用

3)失语症计算机训练系统的应用。随着计算机应用的普及和发展,在一些发达国家利用计算机系统对失语症患者进行训练,取得了一定效果。近年来国内也尝试利用计算机系统对患者进行训练。计算机训练系统训练有以下优点:①减轻治疗师的劳动强度;②提高训练效率;③特殊语音识别软件可以对患者发声进行识别;④可以利用语言交流替代系统软件辅助患者进行语言交流;⑤一些与语音结合的软件应用可以增加训练的趣味性。

目前计算机训练系统对语言障碍的评价和训练还存在很大的局限性,计算机训练系统不能替代人工一对一的训练方式,也不可以用于失语症的全过程。在失语症的治疗过程中人工的训练仍是最主要的途径,而且一定要由接受过专门培训的语言治疗师来进行才能取得较好的效果。

3.促进实用交流能力的训练

(1)训练目的:使语言障碍患者最大限度地利用其残存的能力(语言的或非语言的),确定最有效的交流方法,使其能有效地与周围人发生有意义的联系,尤其是促进日常生活中所必备的交流能力。

(2)训练原则。

1)重视常用的原则:采用日常交流活动的内容作为训练课题,选用接近现实生活的训练材料,如实物、图片、照片、新闻报道等,根据患者不同的交流水平,采取适当、对应的方式,调动患者的兴趣,并同时在日常生活中复习和体会训练的成绩,使其逐渐参与到日常交流活动中来。

2)重视传递性的原则:不仅用口语,还应会利用书面语、手势语、图画等代偿手段传递信息,以达到综合交流能力的提高。

3)调整交流策略的原则:治疗计划中应包括促进运用交流策略的训练,使患者学会选择适合不同场合及自身水平的交流方法,丰富交流策略的类型和内容。让患者体验在人际往来的交流过程中运用不同策略的成功和失败。

4)重视交流的原则:设定更接近于实际生活的语境变化,引出患者的自发交流反应,并在交流过程中得到自然、较好的反馈。

(3)交流效果促进法(PACE):促进实用交流能力训练的主要方法,由 Davis 和 Wilcox 创立,是目前国际上得到公认的促进实用交流的训练方法之一。

1)理论依据。在传统的语言治疗中,一般都要求患者对训练教材(刺激物)做出固定的反应,当有正确的语言表达时进行反馈或强化,从日常生活中的交流情况来看,显然是不符合自然的,而 PACE 则是在训练中利用接近实用交流的对话结构,信息在语言治疗师和患者之间交互传递,使患者尽量调动自己残存的语言能力,以获得较为实用的交流技能。

2)适应证。PACE 适合于各种类型和程度的语言障碍患者。例如,有一定语言功能,但实用性差者,还可以将方法教会患者的家属进行家庭训练,但要清楚停止训练的标准。

3)治疗原则。

交换新的未知信息。表达者将对方不知的信息传递给对方,而传统的治疗方法是进行语言治疗时,在已知单词或语句的情况下,对患者单方面提出要求。

自由选择交往手段。治疗时可以利用患者口头表达的残存能力,如书面语、手势、画片、指点等代偿手段来进行交往,语言治疗师在传达信息时可向患者示范,应用患者能理解的适宜的表达手段。

平等交换会话责任。表达者与接收者在交流时处于同等地位,会话任务应当交替进行。

根据信息传递的成功度进行反馈。当患者作为表达者时,语言治疗师作为接收者,根据患者对表达内容的理解程度给予适当的反馈,以促进其表达方法的修正和发展。

训练方法。将一叠图片正面向下扣置于桌上,治疗师与患者交替摸取,不让对方看见自己手中图片的内容。然后运用各种表达方式,如呼名、描述语、手势语、指物、绘画等,将信息传递给对方,接收者通过重复确认、猜测、反复质问等方式进行适当反馈,治疗师可根据患者的能力提供适当的示范。

具体的代偿手段。重度失语症患者的口语及书面语障碍,严重影响了语言交流活动,使得他们不得不将非语言交流方式作为最主要的代偿手段,因此非语言交流技能的训练就显得更为迫切。他们也可以采取上述加强非语言交流的训练步骤,以达到促进实用交流能力的目的。但应注意,较多失语症患者的非语言功能同样受到不同程度的损害,代偿手段的获得并非易事。①手势语的训练。手势语不单指手的动作,还应包括头及四肢的动作,与姿势相比较,更强调动态。手势语在交流活动中,具有标志、说明和强调等功能。对于经过训练已经有希望恢复实用性口语能力的失语症,可考虑进行手势语的训练。训练可以从常用手势(点头、摇头表示是或不是,指物表示等)入手,强化手势的应用;然后治疗师示范手势语,令患者模仿,再进行图与物的对应练习;进而让患者用手势语对提问进行应答,以求手势语的确立。②图画训练。此方法对重度语言障碍而保留一定绘画能力的患者可能有效,训练前可以先画人体的器官、主要部位、漫画理解等。与手势语训练比较,图画训练的优点在于画的图不会瞬间消失,可以让他人有充足的时间推敲领悟,并保留可供参照,用图画表示时,还可随时添加和变更。训练中应鼓励并用其他的传递手段,如图画加手势、加单字词的口语、加文字等。③交流板或交流册的训练。适用于口语及书面表达进行实用交流很困难的患者,但应有对文字及图画的认识能力。一个简单的交流板可以包括日常生活用品与动作的图画。也可以由一些照片或从刊物上剪裁的照片组成。应根据患者的需要与不同的交流环境设计交流板。在设计交流板之前,应考虑患者能否辨认常见物品图画、能否辨认常用词、能否阅读简单语句,患者潜在的语言技能是什么。对有阅读能力的患者,可以在交流板上补充一些文字。④电脑及仪器辅助训练。应用高科技辅助交流代偿仪器,如触按说话器,环境控制系统等。

4)评定。可采用交流效果促进法的评分法(表4-8)。

表4-8 交流效果促进法之评分法

内容	评价分
首次尝试即将信息传递成功	5
首次尝试信息未能令接受者理解,再次传递即获成功	4
通过语言治疗师的多次询问,或借助手势、书写等代偿手段将信息传递成功	3
通过语言治疗师的多次询问等方法,可将不完整的信息传递出来	2
虽经过多次努力,但信息传递仍完全错误	1
不能传递信息	0
评价不能	0

5)注意事项。选材应适合患者的水平,对较为严重的语言障碍患者应该限制图片的数量,对于需要示范代偿方法者,可同时进行手语、绘图等代偿手段的训练。在交流策略的训练时,要考虑患者的哪些交流策略可以强化利用,哪些需要调整和训练。在实行各种语言训练的过程中,可与交流策略相结合,进行统一训练。还要注意家属指导及环境调整,做好心理疏导工作。

6)停止训练的标准。在传统的训练法中,当患者传递不成功时,可等待治疗师提示和引导。而在PACE法中治疗师不知道刺激物的内容,只能依靠患者自身的能力,这种情况下患者可能感到压力过大。例如,患者已经习惯于传统的语言训练方法,而对PACE不理解,甚至反感或抗拒时,不应强制实施。

经过一段时间的训练(包括其他训练法),患者的语言功能已经超过应用此方法训练的水平,就应停止PACE训练。

4.各种失语症的治疗方案

(1)运动性失语的治疗。

1)复述训练。根据患者复述障碍的程度选择训练方法,如直接复述、看图或实物复述、重复复述、延迟复述等。治疗时可充分利用视觉、触觉和听觉等线索,如用压舌板辅助患者的唇舌运动,协助患者准确发音;可采用面对镜子、手势表达的方式进行训练;也可以利用患者随机产生的声音诱导发出更多的声音,如患者会说"笔",就让患者看铅笔的图片,并用夸张口型减慢语速引导者发"铅笔"声;另外,旋律语调疗法(MIT)对于促进患者的复述能力有较好效果。

2)命名训练。患者对出示的图片或实物不能命名。例如,患者不能命名"电话",训练时可以说"如果下班后您有其他事情要办,不能回家,必须要先给您家人打个……",最终患者说出了电话,从而达到训练目的。还可以一个词头音和手势引导患者命名。

3)持续症的放松训练。该训练针对脑损伤患者表现出的僵化固执、连续重复的症状,该症状经常出现在命名、书写等多个领域,严重影响患者的语言认知功能。采用的基本策略如下所示:①解释。告诉患者存在持续症,需要采取措施克服;②分散患者的注意力。每次尝试用一个新词,或共同参与搭积木游戏;③通过听觉和视觉途径提醒患者。将预习的词写在纸上,反复进行视觉和听觉的强化;④控制表达的节奏(每个项目之间至少间隔 5 秒)。

4)交流训练。重点采用 PACE、功能性交际治疗方法(FCP)进行训练,旨在整体改善患者的生活交流能力。对于存在极严重表达障碍的运动性失语患者,可以采用代偿交流的方法,如姿势语言训练、交流板的应用等。

(2)感觉性失语的治疗。

1)听觉理解训练。遵循由易至难、逐步递进的顺序进行训练,训练内容包括系列指点、系列指令、是非回答。

2)听觉复述训练。重症患者在治疗初期,采用视听相结合的方法,如治疗师可与患者面对面而坐或者面对镜子而坐。当患者听理解能力有所提高或对于轻症患者,可进行听觉复述训练:单韵母、双韵母、声母、词、句子等。

3)阻断去除技术。此类失语症患者的阅读理解能力(视功能)通常好于听觉理解能力。因此,可以采用阅读的形式协助恢复听觉理解能力,具体训练步骤如下:①将文字按先后顺序排成 2~3 个语句(阅读);②将书写语句与图片匹配(形义结合);③给出口头指令,指出这些语句(音形结合);④指出语句中的个别单词(单条件听指令);⑤指出和短语有关的图片(多条件听指令),回答关于语句的问题,针对图片进行口头描述。

4)旋律语调治疗。针对口语理解困难的患者采用旋律语调治疗。以唱词的形式,使患者理解词语的意思。

(3)命名性失语的治疗。

1)再建命名事物。命名性失语可以视为词汇量减少。Wepman 建议采用经典条件反射原理,集中几个词反复出现在患者面前,让他连续听读,在前 3 个月中教 4 个词,结果患者学会两个词之后的两周,取得了很快的进步。

2)再建命名回忆。有研究者认为命名性失语是回忆词功能的丧失,使用不同的刺激方法进行训练,有助于对词的回忆,如可采用词头音、手势、描述、上下文、书写、描图、复述来引出词汇,训练时可用图片和实物进行,每次选用 8~10 个词,这些词可用明显的手势来表明如何使用。

(4)完全性失语的治疗。

1)视觉动作疗法(VAT)。近年来,波士顿治疗中心主要使用这种方法,即通过执行一系列与线条画有关的特定任务,将专门的物体、活动与概念形式联系起来。VAT 应用 8 个实物,使患者逐渐认识线条画和手势所代表的意思,然后产生有代表意义的手势。这 8 个物品都很容易用一只手操作,并至少可以用一种手势表示,训练任务也按难易程度分成不同的步骤和水平。

2)听觉口语训练法。可在早期康复时采用 Schuell 刺激法进行听理解训练(词汇、词组、短句、长句理解),然后过渡至言语发音训练(包括呼吸、发声、共鸣构音、语音训练等),最后进行简单的交流训练。整个过程均可以辅助以视觉、触觉等线索提示。

3)旋律语调治疗。部分患者右脑旋律功能完好,可以让这类患者把日常生活中常用的简单语言段落和句子配上旋律唱出来,并最终重新形成自然的说话和发音方式。

4)代偿手段训练。治疗人员也可以教患者利用手势进行交流,这对口语的恢复也有一定的促进作用,还可以采用一些沟通辅具进行交流,如使用交流板、通过一些形状和线条画来代替言语和概念。

(王莉,孟松艳,张明明)

参考文献

[1]陈立典.认知功能障碍康复学[M].北京:科学出版社,2018.

[2]陈卓铭.精神与认知康复[M].北京:人民卫生出版社,2017.

[3]贾建平.中国痴呆与认知障碍诊治指南[M].2版.北京:人民卫生出版社,2016.

[4]林勇,沈建根.老年期认知障碍:临床案例荟萃与分析[M].合肥:安徽科学技术出版社,2018.

[5]周卫东.认知神经病学[M].北京:军事医学科学出版社,2013.

[6]陈福国.实用认知心理治疗学[M].2版.上海:上海人民出版社,2017.

[7](美)约瑟夫·戈德堡,(美)凯瑟琳·伯迪克.双相障碍认知功能损害:临床医师指导[M].王学义.译.北京:北京大学医学出版社,2018.

[8]徐勇,张耀东,聂宏伟.老年认知障碍与痴呆的实证研究[M].北京:科学技术文献出版社,2018.

[9]王月菊,林璐.老年认知功能障碍医护指导手册[M].苏州:苏州大学出版社,2019.

[10]程琳.老年认知功能障碍患者的评估和干预研究[M].长春:吉林大学出版社,2019.

[11]张玉梅,宋鲁平.认知障碍新理论新进展[M].北京:科学技术文献出版社,2020.

[12]王刚.痴呆及认知障碍神经心理测评量表手册[M].北京:科学出版社,2014.